Dr. Andrea Flemmer

Was kann ich überhaupt noch essen?

Dr. Andrea Flemmer

Was kann ich überhaupt noch essen?

Alles über Schadstoffe und versteckte Zusätze in unseren Lebensmitteln und wie wir sie vermeiden

VAK Verlags GmbH
Kirchzarten bei Freiburg

Hinweise des Verlags

Dieses Buch dient der Information über Möglichkeiten der Gesundheitsvorsorge. Wer sie anwendet, tut dies in eigener Verantwortung. Autorin und Verlag beabsichtigen nicht, Diagnosen zu stellen oder Therapieempfehlungen zu geben. Die hier vorgestellten Vorgehensweisen sind nicht als Ersatz für professionelle Behandlung bei ernsthaften Beschwerden zu verstehen.

Aus Gründen der besseren Lesbarkeit wurde vorwiegend die weibliche und die männliche Form gewählt; alle Angaben beziehen sich selbstverständlich auf Angehörige aller Geschlechter.

Bibliografische Information der Deutschen Nationalbibliothek
Die Deutsche Nationalbibliothek verzeichnet diese Publikation in der Deutschen Nationalbibliografie; detaillierte bibliografische Daten sind im Internet über http://dnb.d-nb.de abrufbar.

VAK Verlags GmbH
Eschbachstraße 5
79199 Kirchzarten
Deutschland
www.vakverlag.de

Layout: Richard Kiefer, VAK
Satz: Vollnhals Fotosatz, Neustadt/Donau
Covergestaltung: Kathrin Steigerwald, Hamburg
Covergrafik: © Adobe Stock/daviles
Druck: Himmer GmbH, Augsburg
Printed in Germany
ISBN: 978-3-86731-277-6

Inhalt

Vorwort ... 9

Teil I Schadstoffe in Lebensmitteln ... 11

Herkunft der Schadstoffe ... 11

Luft ... 11

Wasser ... 12

Boden ... 12

Welche Schadstoffe findet man in Lebensmitteln? ... 12

Schadstoffe in pflanzlichen Lebensmitteln ... 17

Düngemittel ... 18

Pestizide (Schädlingsbekämpfungsmittel) ... 19

Wachstumsregulatoren ... 22

Gentechnik ... 23

Gluten und Glutenunverträglichkeit ... 33

Glyphosat – und kein Ende in Sicht ... 41

Gibt es eine Landwirtschaft ohne Chemie? ... 41

Schadstoffe in tierischen Lebensmitteln ... 43

Futterzusätze, Arzneimittel, Antibiotika und die Folgen: Resistenzen ... 44

Hormone ... 47

Schädlingsbekämpfungsmittel ... 48

Auch die Fischzucht ist nicht ohne ... 48

Tiermehl und der Rinderwahnsinn ... 51

Das Tierwohlsiegel 52
Wie steht es tatsächlich um unsere Tierhaltung? 54
Die Herkunft der Produkte 55
Schadstoffe in unverarbeiteten Lebensmitteln 56
Lebensmittelzusatzstoffe und was man darüber wissen sollte 57
Zusatzstoffe, vor denen gewarnt wird 62
Legal versteckte Substanzen 65
Aromastoffe – Vorsicht Geschmack! 65
Schadstoffe in verarbeiteten und zubereiteten Lebensmitteln 66
Die Verpackung 67
Aluminium als Verpackungsmaterial 73
„Profitin“, „Profitol“ oder: Die Kunst der Hersteller, Wasser in Fleisch und andere „Lebensmittel“ zu verwandeln 75
Sonstige Tricks, um Lebensmittel „billiger“ zu machen 78
Das Problem mit dem Zucker 79
Künstliche Süßstoffe 82
Stevia – eine gute Alternative zu Zucker 86
Nahrungsmittelunverträglichkeiten – Einbildung oder Zivilisationskrankheit? 87
Nanotechnologie in Lebensmitteln: Segen oder neuer Verbraucherbetrug? 88
Der Nutri-Score 94
Functional Food 95
Umwelthormone 99
Superfoods 110

Heimische Alternativen für exotische Superfoods 113
Der Erfolg von „Superfoods“ als perfektes Marketing 115
Nahrungsergänzungsmittel – was hilft wirklich, was nicht? 117

Teil II Fast Food, Junk-Food und die Tricks der Lebensmittelindustrie 123

Fast Food – Wie gesund ist schnelles Essen? 123
Was ist eigentlich Junk-Food? 126
Die Tricks der Lebensmittelindustrie 130
Im Supermarkt – undurchsichtige Preisschwankungen und geringere Füllmengen 136
„Gesundheitsfördernde“ Lebensmittel 137

Teil III Wie vermeide ich Schadstoffe in Lebensmitteln? 143

Fleisch 144
Die Qualitätskriterien 144
Artgerecht gehaltene Schlachttiere 144
Eier 145
Pflanzliche Lebensmittel: Obst und Gemüse aus konventionellem Anbau ist oft schadstoffbelastet 147
Getreideprodukte 148

Teil IV Die gesündesten Lebensmittel 151

Welche Ernährung ist die gesündeste? 151
Welche Lebensmittel sind am wenigsten schadstoffbelastet? 152
Bio-Lebensmittel – Was ist das genau und wie erkenne ich sie zweifelsfrei? 154
Bio-Lebensmittel und die Kontrolle 156

Studien belegen: Bio ist gesünder – für uns und die Umwelt 158

Ugly Food und Restewirtschaft – Krummes Obst und Gemüse 163

Unverpackt-Läden 167

Online-Handel 168

Nachhaltige Lebensmittel 168

Wer hilft uns, nachhaltig leben zu können? 169

Teil V Die Zukunft unserer Ernährung 171

Vertical Farming 171

Pflanzenzucht in der Küche 172

Trockenresistente Pflanzen 173

Nahrung aus dem Meer 173

Insekten 174

Laborfleisch statt Massentierhaltung 174

Pilze – auch unterirdische 175

Schlussbemerkung 176

Anhang 177

Lexikon 177

Hilfreiche Adressen 179

Quellen 183

Abbildungsverzeichnis 189

Vorwort

„Was kann ich überhaupt noch essen?" – eine Frage, die seit Jahrzehnten aktuell ist und nichts an ihrer Brisanz eingebüßt hat. Das Fernsehen und das Internet tun ihr Übriges dazu, um Lügen und Fälschungen im Nahrungsmittelsektor aufzudecken.

1985 begann ich, an Volkshochschulen im Landkreis München Vorträge zu halten, beispielsweise zu folgenden Themen: „Krank durch Innenraumgifte?", „Biotechnologie", „Geld sparen durch Umweltschutz", „Gewässerverschmutzung und Gegenmaßnahmen", „Umweltschutz im Haushalt", „Ökologischer Anbau im eigenen Garten". Begonnen hatte ich an der VHS Neubiberg. 1986 rief mich mein Kollege Detlef Schilling an. Er hätte den Auftrag, ein Ökologieprogramm für die VHS aufzubauen, ob ich dabei sein wolle. Selbstverständlich wollte ich. Er plante die Veranstaltungen, wir gingen hin und mit den zwei bis drei Besuchern dann meistens etwas essen. Schließlich fragte mich Detlef, ob ich diesen Programmteil übernehmen wolle. Gerne sagte ich zu.

Es gab ein Gespräch mit dem Leiter der VHS und er meinte: „Ganz klar, Andrea – Wenn die Besucherzahlen so bleiben, wird der Bereich eingestellt." Alles, bloß das nicht. Ich besuchte andere Volkshochschulen und Institutionen, um Ideen und erfolgreiche Dozenten zu akquirieren. Schließlich gelang mir der erste Erfolg mit meinem Vortrag: „Was kann man überhaupt noch essen?" – Ich hätte ihn mehrmals hintereinander halten können.

Leider hat sich seit dieser Zeit nichts geändert – ganz im Gegenteil: Es ist noch schlimmer geworden. Dann kam auch noch der Tiermehlskandal aus Großbritannien dazu. Es bestand die Gefahr, dement zu werden, wenn man Fleisch von Tieren aß, die damit gefüttert wurden.

Das Ziel dieses Buches ist es Orientierung zu bieten, damit es endlich besser wird und man einfacher Lebensmittel findet, die nicht nur lecker, sondern auch gesund sind – ohne dass man dies immer überprüfen muss. Sie erfahren alles über die Herkunft der Lebensmittel und auf welche Schadstoffe man achten sollte – egal, ob es sich um verarbeitete oder direkt geerntete Lebensmittel handelt – bis hin zu „Functional Food" und Superfoods sowie Nahrungsergänzungsmitteln. Zudem erhalten Sie viele Tipps über Schadstoffe in Lebensmitteln – wie sie hineinkommen und wie man sie vermeiden kann – und schließlich, welche die gesündesten Lebensmittel sind. Denn es gibt sie tatsächlich: hervorragende, gesunde Lebensmittel, die auch noch gut schmecken und die man – fast – bedenkenlos essen kann. Es ist schlimm, dass gerade die Menschen, die Lebensmittel kaufen, die umweltschonend erzeugt wurden, mehr dafür bezahlen müssen als die, die umweltschädlich kaufen. Den Abschluss des Buches bildet ein Ausblick auf die Zukunft unserer Ernährung.

In diesem Sinne wünsche ich Ihnen einen guten Appetit mit leckeren, unbelasteten Lebensmitteln

Dr. Andrea Flemmer

Teil I
Schadstoffe in Lebensmitteln

Herkunft der Schadstoffe

Den größten Teil der Schadstoffe nehmen wir über unser Essen auf, den Rest über die Außenluft und das Trinkwasser. Im Folgenden wollen wir uns genauer anschauen, wo die Schadstoffe herkommen, die wir aufnehmen.

Luft

Abgase von Industriebetrieben, Kfz-Verkehr, Kraftwerken, Müllverbrennung und häuslichen Feuerungen werden über die Luft auf die Pflanzen und Tiere verteilt, die wir essen. Schlechte Luft gehört zu den bedrohlichsten Gesundheitsrisiken. Mehrere Millionen Menschen pro Jahr sterben heutzutage daran. Sie stellt eine unmittelbare Gefahr für alle Menschen dar. Etwa 2,9 Lebensjahre kann sie uns rauben. Und sie kann sich wie eine Pandemie ausbreiten.

Feinstaub gehört dazu. Man kann ihn sich so gesundheitsschädlich wie das Rauchen vorstellen. Die Größe der Partikel beträgt 0,1–1 µm, was ungefähr der Größe eines Bakteriums entspricht. Der Durchmesser eines Haares ist 50mal so groß. Je kleiner ein Partikel ist, desto größer die Gefahr, dass es durch die Lunge hindurch geht, ins Blut gelangt und sich in den Gefäßen irgendwo ablagert. Das Passivrauchen kann unter Umständen sogar gefährlicher als das Rauchen selbst sein. Denn in einer Zigarette entstehen bis zu 1000° C. Dort verbrennen die kleinen Teilchen. In der Umgebung der Zigarette herrscht nur maximal 300–400° C. Deshalb entstehen dort mehr Feinstaubpartikel als direkt in der Zigarette.

Feinstaub kann die Gefäßfunktion zerstören und ins Gehirn gelangen. Die kleinen Partikel bleiben in der Lunge hängen, so wie das direkt beim Rauchen geschieht. Die ultrafeinen Partikel lösen in den Gefäßen Entzündungen aus. Dies nennt man oxidativen Stress. Dieser kann zu Bluthochdruck, Herzinfarkt, Schlaganfall oder auch Herzschwäche führen, warnt Prof. Dr. Thomas Münzel von der Universitätsmedizin Mainz.

Wasser

Abwasser aus der Industrie, den Haushalten und der Landwirtschaft gelangt in Flüsse, Seen und darüber ins Grundwasser. Dieses Wasser wird von Pflanzen und Tieren benötigt und getrunken bzw. anderweitig aufgenommen.

Boden

Schadstoffe aus der Luft und Rückstände von Klärschlamm, Überschwemmungen, aus der Landwirtschaft und Industrie gelangen in den Boden. Alle diese Schadstoffe werden von Menschen, Tieren, Pflanzen und Mikroorganismen – die wir zum Teil auch wieder essen (z. B. Joghurtkulturen, s. Anhang, Lexikon) – aufgenommen.

Welche Schadstoffe findet man in Lebensmitteln?

Zu den Schadstoffen, die wir mit Lebensmitteln aufnehmen, gehören zum Beispiel: Weichmacher, Pestizide, Schwermetalle. Der Koch und Produktentwickler im Lebensmittelsegment mit eigener Informationssendung im ZDF Sebastian Lege meint, dass importierte Trockenfrüchte, die billigsten Erdbeeren und Sojamilch die am höchsten

belasteten Lebensmittel sind. Da dürfte er richtig liegen. Dazu kommt, dass alles, was aus dem Meer kommt, stark belastet ist. Eine Tatsache, die mittlerweile allgemein bekannt sein dürfte. Immer wieder erfährt man aus den Nachrichten, was alles ins Meer gekippt wird oder durch Unfälle z. B. von Tanklastschiffen dort hinein gerät. Ich erinnere mich da auch an die Nuklearkatastrophe von Fukushima und im Jahr 2023 die Einleitung des Kühlwassers aus dem zerstörten Atomkraftwerk ins Meer.
Es gibt 5 Arten von Schadstoffen in unserem Essen:

- Pestizide (Schädlingsbekämpfungsmittel): Chemikalien, die gegen Schadinsekten, Pilze und „Ungeziefer" eingesetzt werden, um die Ernte nicht zu gefährden
- Schwermetalle vor allem in Fischen, zum Beispiel Quecksilber
- bestimmte Zusatzstoffe (die berühmt berüchtigten E-Nummern)
- Schimmelpilzgifte, die bei feuchter Lagerung in die Lebensmittel gelangen
- Nitrat in Form von Düngemitteln.

Die Summe aller Schadstoffe kennt vermutlich niemand. Dipl.-Biologin Dr. Marike Kolossa-Gehring, Leiterin des Fachgebiets „Toxikologie, gesundheitsbezogene Umweltbeobachtung" im Umweltbundesamt ist zuständig für die 10.000 Blut- und Urinproben, die jedes Jahr in der Bundesrepublik genommen werden. Damit soll überprüft werden, ob die Schadstoffbelastungen ab- oder zugenommen haben. Sie berichtet, dass manche Schadstoffe stark ab-, andere jedoch zugenommen haben. Über 400 Schadstoffe hätten wir im Körper. Als Grund dafür nennt sie unseren westlichen Lebensstandard. Manchen Schadstoffen könne man gar nicht ausweichen, da sie überall enthalten seien. Dazu gehören die Weichmacher für Plastik, die man auch in Lebensmittelverpackungen findet.

In den USA wird jedes Jahr das „Dirty Dozen" bestimmt (das schmutzige Dutzend, bestimmt von der Non-Profit-Organisation Environmental Working Group. Dabei wurden zunehmende Belastungen von der niedrigsten zur höchsten Konzentration in folgenden Lebensmitteln gefunden:

1. Tomaten	7. Trauben
2. Staudensellerie	8. Äpfel
3. Peperoni	9. Nektarinen
4. Birnen	10. Grünkohl
5. Pfirsiche	11. Spinat
6. Kirschen	12. Erdbeeren

Erdbeeren sind seit Jahren bei den Spitzenreitern dabei. Auf und in ihnen fand man bis zu 14 verschiedene Pestizide. Pfifferlinge haben immer noch die Tschernobylreste im Fruchtkörper (Cäsium 137, 137Cs – Radiocäsium) – sie sind sozusagen die strahlenden Gewinner dieses Vergleichs. Chiasamen sind ebenfalls stark belastet. Aber auch andere Grenzwerte werden immer wieder überschritten, teilweise über 50 Prozent.

Im Fleisch können Antibiotika, Dioxine, ß-Blocker, Pestizide und Kotrückstände stecken. Dazu kommen Verpackungsgifte, wenn Fett auf Plastik trifft – die berühmt-berüchtigten Weichmacher. Kartonverpackungen sind aber auch nicht besser, denn sie können Mineralöle enthalten, wenn keine Schutzfolie vorhanden ist. Vor allem schwarze Schokolade – insbesondere, wenn sie aus Südamerika kommt – kann Schwermetallrückstände aufweisen. Im Fisch – auch aus der Dose – findet man Methylquecksilber, Cadmium, Blei, Antimon, Nickel, Aluminium, Dioxine und PCB (Polychlorierte Biphenyle) im Fett. In Bier wurde regelmäßig Glyphosat gefunden. Bei Gemüse und Obst ist für die Belastung auch die Oberfläche entscheidend. Die meisten Pestizide findet man bei einer großen Oberfläche wie bei Salat.

Flächenmäßig besteht halb Deutschland aus Landwirtschaft. 90 Prozent unserer Felder werden gespritzt. Glyphosat tötet dabei alles was grün ist, ein Naturvernichter sozusagen. Ursprünglich sollte 2024 Schluss damit sein. Jedoch hörte man am 20.9.23, dass die EU die Zulassung um 10 Jahre verlängern will. Dabei ist die Verwendung von Pestiziden nicht billig. 3.000 Tonnen Glyphosat landen jedes Jahr auf unseren Feldern neben weiteren 931 zugelassenen Schädlingsbekämpfungsmitteln.

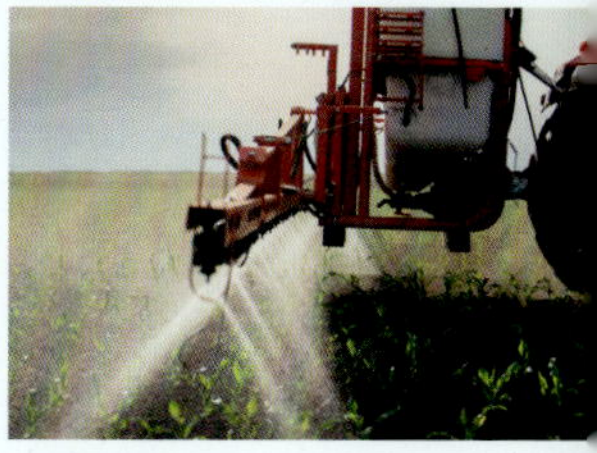

Pestizide

Eines ist klar: Durch den Verzicht auf Pestizide sind Ertragseinbußen zu erwarten. Generell liefern Biofelder 30 Prozent weniger Ertrag. Aber auch die Schadstoffbelastung ist nicht billig: 17 Mio. Euro Steuern im Jahr kostet die behördliche Zulassung und Kontrolle der Pestizideinsätze. Die Kosten aufgrund von Gesundheitsproblemen und Naturzerstörung liegen im Milliardenbereich. Etwa 100.000 bis 200.000 Euro würde die Umstellung von konventionellen auf biologischen Anbau kosten, wenn die Verbraucherinnen und Verbraucher mitmachen würden. In 10 Jahren kann sich der Bioanbau verdoppeln.

Der bekannte Fernsehjournalist Jenke von Wilmsdorff, der gerne Skandale aufdeckt, hat sich im Juli 2023 auch einmal mit den Schadstoffen in unseren Lebensmitteln beschäftigt. Er aß zwei Wochen lang die am stärksten belasteten Lebensmittel. Dafür ließ er zuerst sein toxisches Grundrauschen bestimmen, das heißt die Schadstoffmengen in seinem Blut und Urin. Dann aß er 14 Tage lang belastete Lebensmittel. Bis dahin hatte er schon keine Cashewkerne und Trauben mehr gegessen, Fleisch seit zwei Jahren nicht mehr. Er ließ seine Werte alle drei Tage messen. Vor allem folgende Gift-Booster nahm er zu sich:

- Fisch
- Garnelen
- Wasabi-Pulver
- Smoothie mit ungeschälten Bananen und Erdbeeren.

Bananen werden in Monokulturen in feuchtem, heißem Klima angebaut und sind stark mit Pestiziden belastet – zumindest auf der Schale. Die Schädlingsbekämpfungsmittel werden über manche Kulturen mit dem Flugzeug versprüht – egal ob sich darunter Menschen und/oder Schulen befinden oder nicht. Von Wilmsdorff zeigte dies in einem Beitrag über Eritrea. Es gab auch schon Todes- und Krebsfälle, auch Missbildungen bei Kindern sind bekannt. Viele der verwendeten Pestizide sind bei uns verboten. Nicht nur über die Bananen kommen sie zu uns zurück. Vorsichtshalber sollte man dann auch keinem Kind eine Banane in die Hand drücken und nur die geschälte Frucht zum Essen geben. Bei Biobananen sollte man auf die bekannten Siegel achten, und zusätzlich, ob es sich um Fair Trade-Produkte handelt.

Nach etwa zwei Wochen massiver Belastung hatte von Wilmsdorff 10–20 Pestizide im Körper, die alle gesundheitsschädlich waren: von krebserregend bis zur Schwächung des Immunsystems. Darunter war auch eine Substanz, die bei uns verboten ist: Das Insektizid Chlorpyrifos. Es steht im Verdacht, möglicherweise sogar Parkinson hervorzurufen und die kindliche Gehirnentwicklung zu stören. In Frankreich ist Parkinson als Berufskrankheit von Landwirten anerkannt. Zudem wiesen die Werte von Wilmsdorffs auch eine sehr hohe Quecksilberbelastung auf, die wohl auf seinen Hang zurückzuführen waren, viele Fische und Meerestiere zu essen.

In Frankreich ist der Weinanbau kritisch zu sehen. Der Standort der Weinreben mag klimatechnisch nicht optimal sein. Vermutlich auch deshalb werden die Reben bis zu 30mal pro Jahr gespritzt. Die ganze Bevölkerung wird belastet, da bekanntermaßen Pestizide nicht an Ort und Stelle bleiben. Sie werden verweht und gelangen auf diese Weise überall hin, auch in Schulen. Die Aktivistin Valerie Murat wies darauf hin, dass in allen Weinen zwischen vier und 15 Pestizide gefunden werden. Als sie sich gegen die Anwendung von Pestiziden wehrte, erhielt sie eine Strafe wegen übler Nachrede von über 100.000 Euro. Sie bekam Drohbriefe, obwohl Kinder durch die Pestizide gefährdet waren. Eine Verurteilung wegen unsachgemäßer Ausbringung von Pestiziden führte zu einer Geldstrafe von lediglich etwa 5000,– Euro. Irgendwie scheinen hier Maß und Ziel völlig zu fehlen.

Lebensmittelskandale sind bei uns gang und gäbe, egal ob es sich um Gammelfleisch, den Tiermehlskandal, vergiftete Eier, wachstumssteigernde Hormone in Kalbfleisch, Dioxinskandale, oder

Keime in Milchprodukten handelt – die Reaktionen sind immer dieselben: 10 Minuten gefühlter Ekel, dann zurück zum Tagesgeschäft. Relativ neu ist der Skandal um Ethylenoxid – ein Desinfektionsmittel. Laut EU-Verordnung darf es nicht für Lebensmittel verwendet werden. Trotzdem fand man es in Eis, Fertiggerichten, sogar in Nahrungsergänzungsmitteln und durch belastetes Johannisbrotkernmehl in vielen anderen Lebensmitteln. Es entsteht allerdings auch beim Rauchen.

Entdeckt werden die Skandale oft zufällig. In manchen Ländern werden die belasteten Produkte zurückgerufen, bei uns kaum. Ein Beispiel: Wegen eines Schadstoffs wurden in Frankreich 4.000 Produkte zurückgerufen, bei uns nur 55. Dagegen führen z. B. kleine bis größere Fehler in der Automobilbranche oft zum Rückruf von Millionen von Fahrzeugen – weil etwas passieren könnte! Sind wir weniger wert als Bewohner anderer Länder? Egal. Wir müssen uns selbst helfen. Im Folgenden soll nun genauer auf Schadstoffbelastungen in verschiedenen Lebensmittelgruppen eingegangen werden.

Schadstoffe in pflanzlichen Lebensmitteln

Von den Schadstoffen abgesehen, die über Boden, Luft und Wasser in die Lebensmittel gelangen, geht es munter weiter mit Saatgutbehandlungsmitteln. Bio wird immer als teuer angesehen, aber eine französische Studie zeigte, dass allein eine vollständige Sanierung des Grundwassers von Pestizid- und Düngereinträgen mehr als 522 Mrd. € kosten würde.

Auch die sogenannten Umwelthormone haben Eingang in unsere Lebensmittel gefunden. Diese Substanzen findet man mittlerweile in der Luft, im Boden und im Wasser. Leider sind sie nicht ausreichend reguliert, kritisiert Hubert Weiger, Präsident des Naturschutzbundes BUND: „Wir haben die Bevölkerung mit dem höchsten Umweltbewusstsein, die aber gleichzeitig den meisten Chemikalien schutzlos und ohne Information ausgesetzt ist.“ Mithilfe der Pestizide gelangen die Umwelthormone auch in unsere Nahrung.

Ein Umwelthormon ist zum Beispiel die Substanz Bisphenol A (kurz BPA). Es ist das am weitesten verbreitete Umwelthormon und steckt in vielen Kunststoffen. Auf Druck der Verbraucherinnen und Verbraucher verbannte wurde die Substanz zwar aus vielen Produkten entfernt, aber leider wurde sie nicht vollständig verboten. Der BUND ist daher tätig geworden: Die Umweltorganisation hat einen Produktcheck entwickelt, der Verbrauchern hilft, Kosmetikartikel (und Kinderspielzeug) auf hormonell wirksame Schadstoffe zu testen. Dafür gibt es die kostenlose App „ToxFox“. Mit ihr kann man den Strichcode der Produkte scannen. So erhält man Informationen darüber, ob das Produkt hormonell wirksame Stoffe enthält. Zusätzlich findet man dort auch die Möglichkeit, den Strichcode am Computer einzugeben. Getestet werden unter anderem Stoffe wie Bisphenol A, Weichmacher oder Parabene.

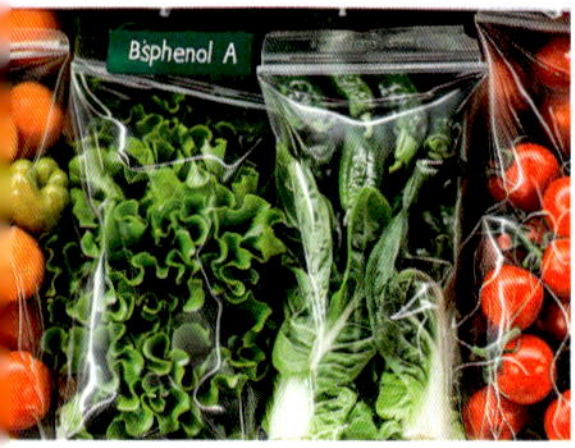

Bisphenol A

Düngemittel

Durch Kunstdünger und Überdüngung gelangt Nitrat in unser Grundwasser und unser wichtigstes Lebensmittel: unser Trinkwasser. Düngt man mit Klärschlamm, gelangen auch davon Rückstände in unser Essen. Nitrat selbst ist für den Menschen problemlos. Jedoch wird Nitrat in unserem Körper unter anderem in Nitrit umgewandelt und dieses zerstört im Organismus den roten Blutfarbstoff, was vor allem für Säuglinge gefährlich ist. Dazu kommt, dass aus Nitrit Nitrosamine entstehen, die als krebserregend gelten.

Hauptquelle für Nitrat ist vor allem die Massentierhaltung. Die damit verbundene Gülle ist nitrathaltig und so gelangt es ins Grundwasser. Zusätzlich tragen die Düngemittel der industriellen Landwirtschaft dazu bei, dass viel davon in den Boden – und damit in das Grundwasser – gelangt. Manche Pflanzenarten werden zudem bei Überdüngung für mehrere Schmetterlingslarven ungenießbar.

Pestizide (Schädlingsbekämpfungsmittel)

In seiner Sendung spricht Jenke von Wilmsdorff auch mit Frank Waskow, Teamleiter „Lebensmittelqualität und Nachhaltigkeit“ der Verbraucherzentrale Nordrhein-Westfalen, Düsseldorf, der mir als Vorstand des KATALYSE Umweltinstituts e.V. seit langem gut bekannt ist. Er erklärt, dass in konventionell erzeugtem Obst- und Gemüse mehr Pestizide enthalten sind, als man ahnt, zum Teil 10 bis 15 verschiedene und wir wissen nicht, wie sie zusammenwirken. Dies auch deshalb, da sie unsichtbar und völlig geschmacklos sind, dennoch haben sie gesundheitliche Auswirkungen. Dabei werden unsere Lebensmittel immer wieder getestet: fünf Proben pro 1.000 Einwohner lautet die Vorgabe. Als von Wilmsdorff auf einem Wochenmarkt nachfragt, kann sich der Obst- und Gemüseverkäufer an keinen einzigen Lebensmittelkontrolleur erinnern.

Lars Neumeister, Pestizidexperte und Blogautor, berichtet einiges über stark belastete Lebensmittel: Bodenseeäpfel und diejenigen aus Südtirol werden 20-mal im Jahr gespritzt, so zum Beispiel gegen Apfelschorf. Bis zu sechs Fungizide (Pilzbekämpfungsmittel) findet man auf einem Apfel. Die spezielle Insektizidgruppe der Neonicotinoide führt dazu, dass Bienen orientierungslos werden. Beim Menschen scheinen sie Blutkrebs zu verursachen und sie geraten ins Gehirnwasser. Sie rufen möglicherweise Missbildungen bei Babys hervor, diejenigen, die sie aufgenommen haben, zeigen Effekte wie Autismus und unspezifische neurologische Symptome wie Zittern.

2021 wurden vom Dortmunder Institut für Umweltüberwachung an 163 Standorten untersucht, ob Pestizide nachgewiesen werden können: ¾ der Proben ergaben einen Nachweis von bis zu 34 Pestiziden, 30 Prozent waren verboten und hätten in Deutschland gar nicht auftreten sollen. Überall war Glyphosat enthalten.

Man glaubt es kaum, aber bei uns ist es erlaubt, Pestizide zu produzieren und zu exportieren, die bei uns selbst eigentlich verboten sind. Über Lebensmittelimporte kommen sie zu uns zurück. Aber es ist auch erlaubt, dass Lebensmittel zu uns eingeführt werden, die mit bei uns verbotenen Pestiziden behandelt wurden. Lars Neumeister erklärt, dass dies international agierenden Konzernen zu verdanken sei, die im Falle von Verboten damit drohen, ihren Standort zu wechseln. Würde man jedoch den Import derart „behandelter" Lebensmittel verbieten, blieben sie auf ihren Waren sitzen.

Schwierig sind insbesondere die Stoffe, die sich anreichern und bei Schwangeren auf das ungeborene Kind übertragen werden können – manche der Substanzen werden wir schlichtweg nicht mehr los. Auch die Wechselwirkungen mit diversen Körpersubstanzen kennt man nicht und sie können Folgen haben, obwohl die erlaubten Höchstmengen nicht überschritten werden.

Bei Testungen der Luft an 163 Standorten in ganz Deutschland fand man in ¾ der Proben bis zu 34 Pestizidrückstände und deren Abbauprodukte. 30% der gefundenen Pestizide waren zum Zeitpunkt der Messung verboten.

Pestizide zu Hause

Es ist hinreichend bekannt, dass auch in den Hausgärten viele Pestizide verwendet werden. Hier gibt es eine gute Alternative: Nützlinge.

- So fressen z. B. die Larven der Florfliegen Blattläuse, Thripse und andere kleine Insekten.
- Auch die Larven der Gallmücken saugen Blattläuse aus.
- Schlupfwespen helfen gegen weiße Fliegen,
- Raubmilben gegen Spinnmilben etc.

Mehr Informationen dazu finden Sie beim Naturschutzbund Deutschland (*www.nabu.de/umwelt-und-ressourcen/oekologisch-leben/balkon-und-garten/pflege/pflanzenschutz/nuetzlinge/index.html*).

Versuche, den Einsatz von Pestiziden einzudämmen

In der Gemeinde Mals, Hauptort des Vinschgauer Oberlandes in Österreich, regt sich seit langem der Widerstand gegen die Pestizid-Flut: Man nennt die Bürger, die sich wehren die „Apfel-Rebellen" und ihr Dorf „Rebellendorf". Sie sind umgeben von mehr als 1.000 Apfel-Plantagen – dem größten zusammenhängenden Apfelanbaugebiet Europas. Südtirol ist seit über einem halben Jahrhundert für seinen massiven Einsatz von Pestiziden bekannt. Aber die Bewohnerinnen und Bewohner der Gemeinde Mals wehren sich seit langem dagegen. Ob Friseurin oder Apotheker – sie wissen, dass der massive Pestizid-Einsatz Nebenwirkungen hat. Einen Erfolg konnten sie bereits 2014 verbuchen: Per Volksabstimmung wurde der Pestizideinsatz auf den Apfel-Plantagen im Gemeindegebiet verboten. Seitdem arbeiten Apfel-Bauern gegen Apfel-Rebellen. Der Grund ist, dass Apfel-Monokulturen nur mit dem Einsatz von Schädlingsbekämpfungsmitteln funktionieren. Die Pestizidanwender schrecken deshalb im Verbund mit der Südtiroler Landesregierung nicht davor zurück, jeden Kritiker wegen übler Nachrede vor Gericht zu bringen.

In der Umgebung von Mals sieht – völlig gegen die Natur – ein Apfel wie der andere aus. 7.000 Apfelbauern, die etwa eine Million Tonnen Äpfel pro Jahr produzieren mit etwa 4.000 Apfelbäumen pro ha sehen das anders. Deren Apfelbäume werden 20–30 Jahre alt, diejenigen der nahe gelegenen Streuobstwiesen 100. Südtirol steht an der Spitze des Pestizid-Einsatzes in Europa. Das bedeutet, dass dort bis zu 20-mal jährlich Pestizide versprüht werden.

In Deutschland werden 30 Tonnen Äpfel pro Hektar und Jahr geerntet, in Südtirol 50. Die Ursache dafür soll der Pestizid-Einsatz sein. Für den Markt müssen die Äpfel eine Mindestgröße haben, der Rest der Äpfel, die dieser Anforderung nicht entsprechen, wird „entsorgt“ – also weggeworfen. Tatsächlich kommen 10 Prozent der gesamten Apfel-Ernte Europas aus Südtirol. Das entspricht der enormen Menge von 950.000 Tonnen Äpfel pro Jahr. Auch der Verdienst ist nicht schlecht: der Umsatz liegt bei etwa 600 Millionen Euro. Das größte Problem für die Früchte sind Pilzkrankheiten.

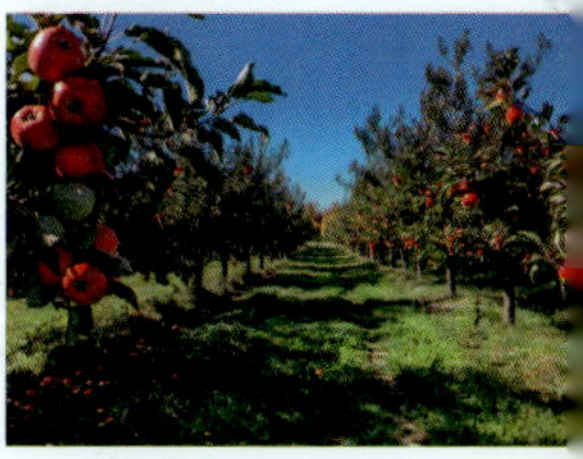

Apfelplantage

Einen Aufschluss über die Bodenqualität geben die dort vorzufindenden Regenwürmer – je mehr, desto gesünder sind die Böden. In konventionellen Böden findet man 40 Prozent weniger als in Biobetrieben. Generell ist die Artenvielfalt bei Biobetrieben größer. Dipl.-Biologe Johann Zaller vertritt die Ansicht, dass in Südtirol auch gefährliche Pestizide verwendet werden. 30–60 verschiedene

Sorten werden eingesetzt. Manche sind krebserregend, andere sind hormonell wirksam und/oder greifen in den Stoffwechsel der Menschen ein.

Pestizide werden zudem versprüht. Unschwer anzunehmen, dass sie nicht an Ort und Stelle der Ausbringung bleiben. Also untersuchte man den Apfelplantagen nahe gelegene Kinderspielplätze. Leider traf ein, was zu erwarten war: 32 unterschiedliche Pestizide wurden dort gefunden! Es ist fraglich, ob man Fahrradwege durch die Plantagen nutzen sollte. Aber der Wind weht die Schädlingsbekämpfungsmittel sowieso überall hin. Nicht umsonst sind die Plantagen gesäumt von Plastikfolien, Maschendrähten etc.

Viele Bauern wollen nicht mehr so viel spritzen, aber sie werden dazu gedrängt: der Apfel muss perfekt sein. Auch der Imkerbund wehrt sich gegen den Einsatz der Gifte. Die Imker fürchten um ihre Bienen. Wer die Bilder aus China kennt, wo diverse Bäume durch Menschen bestäubt werden, weiß, dass dies nicht unbegründet ist. Millionen von Touristen kommen nach Südtirol. Auch für sie sind die Pestizide ein Problem. Insbesondere der Südtiroler Tourismusmanager sieht daher den massiven Einsatz von Pestiziden ebenfalls kritisch. Nach wie vor kämpft aber nur Mals gegen die Pestizide.

Wachstumsregulatoren

Dass der Mensch erfinderisch ist, besonders wenn es um seinen Profit geht, erkennt man auch an den sogenannten Wachstumsregulatoren. Das sind sogenannte „Pflanzenschutzmittel“, die das Wachstum der Nutzpflanzen positiv beeinflussen sollen. Sogar natürliche Pflanzenhormone werden so bezeichnet. Man nutzt sie zum Beispiel zur Erhöhung der Standfestigkeit bei Getreide, indem man die Halmlänge verkürzt.

Dazu gehören Halm- oder besser Internodienverkürzer, die Bewurzelungsverbesserer von Stecklingen, im Gartenbau die Reduzierer der Pflanzenhöhe durch Stauchung oder die Keimverhinderer von Kartoffeln. Früher nannte man sie „Mittel zur biologischen Prozesssteuerung“ (MBP). Es sind pflanzliche Hormone (Phytohormone) oder ihre künstlichen Nachahmer. Darunter sind auch Keimhemmer. Das chemische Keimhemmungsmittel für Kartoffeln war nur bis 31. Juli 2019 in Deutschland zugelassenen und durfte bis 31. Januar 2020 verkauft und noch bis 8. Oktober 2020 aufgebraucht werden. Die schadstoffarme Alternative sind kontrollierte Lagerungsbedingungen und eine geeignete Kartoffelsortenwahl (z. B. Belana).

Dann gibt es noch den natürlichen Stoff zur Verlängerung der Keimruhe: 1,4-Dimethylnaphthalin (1,4-DMN). Es wird zur Kalt- oder Heißvernebelung in Kartoffel-Lagern angewandt und kommt natürlich in Kartoffeln vor. Es wirkt als Pflanzenhormon und hemmt das natürlich vorkommende Pflanzenhormon Auxin. Indem man Wachstumsregulatoren anwendet, kann man vor allem bei ein- und zweihäusigen Pflanzen die Ausprägung ihres Geschlechts beeinflussen. Gibt man viel Auxin hinzu, entstehen im Allgemeinen weibliche Blüten, bei hoher Gibberellinzufuhr (weitere Pflanzenhormone) männliche Blüten.

Gentechnik

In Deutschland werden gentechnisch veränderte Pflanzen derzeit nur zu Forschungszwecken angebaut, jedoch werden sie in großen Mengen importiert. Konventionelle Bauern setzen vor allem Gen-Soja als Futtermittel für Tiere ein.

Was ist Gentechnik eigentlich?

Im Fachjargon versteht man unter Gentechnik „die gezielte Neuprogrammierung von lebenden Zellen zur optimalen Produktgewinnung“. Das heißt: hier verändert man gezielt die Erbsubstanz. Ein spezieller biologischer Prozess wird dadurch „optimiert“, indem man die erforderliche genetische Information direkt programmiert. Da alle Organismen nach demselben genetischen Prinzip gebaut sind, ist auch eine Übertragung über Artgrenzen hinweg möglich – ja, fremdes Erbgut (auch von Bakterien) kann mittels Gentechnologie sogar in menschliche Zellen eingeschleust werden – ohne dass wir es sofort bemerken.

Gentechnik kann in allen Bereichen der Lebensmittelproduktion verwendet werden: Vitamine, Aromastoffe, Enzyme (s. Anhang, Lexikon), Konservierungsstoffe etc. können von entsprechend gentechnisch veränderten Organismen gebildet werden. Derart veränderte Kleinlebewesen können aber auch direkt in den Lebensmitteln eingesetzt werden, z. B. zur Erzeugung von Joghurt und Käse oder Brot.

Gentechnik in der Landwirtschaft

Mit den ersten Gentechnik-Versuchen sollte der Maiszünsler ausgelöscht werden – ein Insekt, das für Ertragsschäden in Höhe von mehreren Milliarden Dollar verantwortlich war. Diese gentechnisch veränderten Pflanzen waren die sogenannten BT-Pflanzen. Ein bestimmtes Bakterium – Bacillus thuringiensis – bildet auf natürliche Weise ein Gift, welches den Maiszünsler und viele andere Insekten, inkl. Käfer, Schmetterlinge und Stechmücken tötet. Auf Wirbeltiere soll es nicht wirken. Die Erbinformation für dieses Gift wurde nun in bestimmte Pflanzen – wie eben den Mais – eingebaut. Man nennt das Verfahren Transgenese. Das Produkt war der sogenannte BT-Mais.

Dann ging man weiter: Es wurde der sogenannte HT-Mais entwickelt, der entsprechend patentiert wurde, damit die Entwickler den Gewinn ihrer Arbeit allein erhielten. Bei diesen HT-Pflanzen wird das Erbgut dahingehend verändert, dass sie gegen alle Herbizide – also Pflanzengifte – unempfindlich sind, die sie normalerweise ebenfalls abtöten würden. Selbstverständlich sind es ganz spezielle Herbizide, gegen die die Wunschpflanze unempfindlich wird. Die Folge ist jedoch, dass man die jeweilige Pflanze und das spezielle Pflanzengift kaufen muss – und zwar vom selben Hersteller, der die Pflanze hat patentieren lassen. HT-Pflanzen entsprechen in etwa 50 Prozent der GVO (Gentechnisch veränderten Organismen).

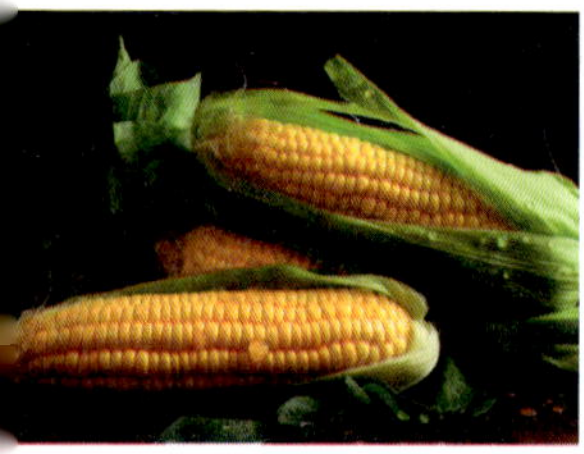

Genmais

Die Namen lauten entsprechend ihrer umfassenden Wirkung: „BASTA“ oder „Round up“ etc. – kein Unkraut stört die Ernte mehr. Die Wunschpflanze – aber eben nur diese – überlebt, wenn sie mit dem zugehörigen Herbizid behandelt wird. So wurde es möglich, Anbauflächen anzulegen, die der Größe von Belgien und mehr entsprechen. Insbesondere Soja und Mais werden derart angebaut. In Argentinien hatte man es dann nicht mehr nötig große Rinderherden auf Grasflächen weiden zu lassen – das Futter kam nun woanders her, zum Beispiel von Riesen-Mais- oder Soja-Flächen.

Mit den Totalherbiziden schien nun endlich ein Verfahren gefunden, das den Landwirt vor Ernteverlusten schützt. Somit hat der Bauer tatsächlich keine Ernteausfälle durch Unkraut, denn nur die gewünschte Pflanze überlebt. Dabei wird jedoch etwas übersehen: der Bauer muss das Saatgut vom Herbizidproduzenten erwerben – denn nur dieses hält das Gift aus. Das bedeutet schlichtweg: der Bauer wird ein abhängiger Kunde und muss auch die geforderten Preise zahlen. Damit werden alle von den entsprechenden Firmen und ihren Preisvorstellungen abhängig. Nach wie vor weiß man auch nicht, inwieweit die Rückstände der Totalherbizide in den Lebensmitteln und im Boden, in dem die Pflanzen wachsen und wo sie mit dem Gift besprüht werden, der Gesundheit schaden. Wenig beruhigend ist es da, dass auch Patentanträge auf Gene in Zuchtvieh laufen.

Erfreulicherweise berichtete die Presse im April 2020, dass die Große Beschwerdekammer des Europäischen Patentamts (EPA) als höchste Rechtsprechungsinstanz keine Patente mehr auf konventionell gezüchtete Pflanzen und Tiere zulässt. Das gilt allerdings nicht für Patentanträge, die vor Juli 2017 eingereicht wurden. Zudem sind gentechnisch veränderte Pflanzen und Tiere davon ausgenommen, da bei ihnen ein technischer Vorgang im Mittelpunkt steht. Damit sind auch mit der Genschere Crispr hergestellte Lebewesen patentierbar.

Sehr erfreulich ist, dass Bio-Lebensmittel von all dem nicht betroffen sind, da Gentechnik für sie nicht erlaubt ist. Für Tiere aus biologischer Zucht darf kein gentechnisch verändertes Futter verwendet werden, das ausreichend vorhanden ist – auch Soja und Mais – weltweit. Alle Bio-Firmen garantieren den Verbrauchern, auf Gen-Futter zu verzichten.

Wozu braucht man eigentlich gentechnisch veränderte Lebensmittel und sind sie riskant?

Die Industrie führt viele Gründe auf, gentechnisch veränderte Lebensmittel auf den Markt zu bringen, beispielsweise spezielle Produkte für Personen mit Lebensmittelunverträglichkeiten zu entwickeln oder den Hungernden in der Welt zu helfen. Auch sollen allergenarme Nahrungsmittel produziert werden. Dies überrascht, denn in einem Fall wurde z. B. in die Sojabohne das Gen für ein Eiweiß der Paranuss eingekreuzt. Dadurch konnten Paranussallergiker plötzlich auch kein Soja mehr essen. Man war gezwungen, die so veränderten Bohnen vom Markt zu nehmen. Auch die Anti-Matsch-Tomate („Endless-Summer-Tomate"), die verschleierte, wie alt die schön aussehende Tomate war, ließ das Vertrauen in die neue Technik nicht gerade steigen. Zur Belustigung der Gegner wurde diese Tomate inzwischen wieder vom Markt genommen, da sie einfach nicht schmeckt! Auch den Hungernden kann man mit der teuren Gentechnik nicht helfen, denn sie können das häufig nicht bezahlen.

Kritiker der Gentechnik, unter ihnen auch der englische König Charles, sehen viele Risiken, wie z. B. die Entstehung neuer Allergien oder – verfahrensbedingt – Antibiotikaresistenzen. König Charles warnt außerdem vor Gefahren wie dem unkontrollierten Auskreuzen genmanipulierter Pflanzen auf wilde Verwandte, vor dem Entstehen kaum beherrschbarer Superunkräuter und der Zerstörung der Artenvielfalt. Anders als bei der Züchtung werden bei der Gentechnik die Artgrenzen nicht beachtet. Das bedeutet beispielsweise, dass Erbsubstanz von Bakterien, Viren oder mikroskopisch kleinen Pilzen etwa in Pflanzen und inzwischen auch in Tiere „eingepflanzt" werden.

Da die Wirkung der eingepflanzten Gene aber nicht hundertprozentig vorhergesagt werden kann, unerwartete Effekte und Nebenwirkungen nicht ausgeschlossen werden können, befürchtet man eine Zerstörung des ökologischen Gleichgewichts, wenn die neuen genveränderten Lebewesen wie eingeschleppte Arten wirken (wie beispielsweise Waschbär und Riesenbärenklau in Deutschland oder die Kaninchen in Australien). In genmanipulierten Lebensmitteln können neue Giftstoffe entstehen oder Eiweiße, die Allergien auslösen, statt wie eingangs berichtet, sie zu beseitigen. Nicht umsonst gab es immer wieder Diskussionen darüber, wie wohl das Corona-Virus entstanden ist.

Ein weiteres Problem ist, dass gentechnisch veränderte Pflanzen, einmal ins Freie ausgebracht, nicht mehr zurückgeholt werden können. Zum Beispiel durch Pollenflug oder Insekten gelangen sie auch in nicht Gentech-Pflanzen. Das ist auch schon passiert: In Kanada hat sich der Gen-Raps über Pollenflug fast flächendeckend ausgebreitet. Biobauern können dort keinen Raps mehr anbauen, denn sie können nicht mehr garantieren, dass ihr Raps von den Gentech-Sorten unbeeinflusst bleibt. Auch für uns besteht die Gefahr: Wenn Gentechnik erst einmal Fuß fasst, wird sie sich über alle Äcker ausbreiten. Dann können wir nicht mehr zurück, ob wir wollen oder nicht.

Generell kann man folgendes sagen: die Gentechnik ist zu jung, um Risiken sicher zu erkennen und Langzeitgefahren ausschließen zu können. Ob die Gentechnik für den Lebensmittelbereich entwickelt wurde, um den Menschen Gutes zu tun, darf bezweifelt werden. Jürgen Stellpflug, der ehemalige Chefredakteur von Öko-Test, resümiert hier ganz eindeutig: „... für gesunde Lebensmittel braucht es keine Gentechnik. Den Nutzen von Mais beispielsweise, der gegen ein bestimmtes Pestizid unempfindlich gemacht wurde, haben einzig und allein die Hersteller des veränderten Saatguts und des Spritzmittels. Den Verbrauchern bleiben – wie so oft – nur die Risiken."

Aber – seit einigen Jahren entwickeln Pflanzen und Insekten Resistenzen gegen Totalherbizide und die entsprechenden Pestizide, auch gegen BT-Mais. Sogar gegen Glyphosat treten diese Resistenzen auf, man spricht dann von den sogenannten Superunkräutern. Die gentechnischen Produkte haben nicht dazu geführt, dass weniger Pestizide eingesetzt werden müssen, ganz im Gegenteil. Immer noch werden Pestizide mit dem Flugzeug versprüht, auch in der Nähe von Siedlungen. Auch in Argentinien sprüht man vom Flugzeug aus – dort hat die bewirtschaftete Fläche um 50 Prozent zugenommen und die unter Verwendung von Pestiziden bewirtschaftete Fläche in den letzten 20 Jahren sogar um 858 Prozent. Werden die so massiv verbreiteten Pflanzen krank, könnte das sogar eine Hungersnot auslösen.

Gentechnik und die Gesundheit

Leider gibt es kaum Studien mit Menschen über gesundheitliche Risiken von Gentechnik. Bislang muss man auf Tierversuche zurückgreifen. Diese beruhigen jedoch gar nicht. So ist beispielsweise der Gen-Mais NK603 möglicherweise gesundheitsgefährdend. Greenpeace stellte hierzu das Ergebnis eines Reports der französischen Expertengruppe CRIIGEN (Committee for Independent Research and Information on Genetic Engineering) vor. Ähnlich wie schon beim Monsantos Gen-Mais MON863 war es auch hier in Rattenversuchen zu Funktionsveränderungen bei Nieren, Gehirn, Herz und Leber gekommen. Dabei zeigten männliche und weibliche Tiere unterschiedliche Reaktionen. Beide Maissorten sind in Deutschland als Lebens- und Futtermittel zugelassen.

Christoph Then von Greenpeace bemängelt die Sicherheitskontrollen insofern, als es keine einheitlichen Kriterien gibt, nach denen gentechnisch veränderte Pflanzen vor ihrer Markteinführung überprüft werden. Zudem sind die Zulassungsbehörden nicht in der Lage, eigene statistische Untersuchungen durchzuführen. Sie können lediglich prüfen, was ihnen von den Unternehmen vorgelegt wird. Im Folgenden wollen wir einige Beispiele genauer anschauen.

Bei den Flavr Savr Tomaten zeigte sich, dass junge Ratten Geschwüre an der Magenwand bekamen. Gentechnisch veränderte Kartoffeln beeinträchtigten das Immunsystem und das Wachstum von Ratten, auch die Darmwand und -funktion wurde beeinflusst. Dabei war nicht das eingeschleuste Gen an sich der Auslöser, sondern die veränderte Erbsubstanz der Kartoffel insgesamt.

In Australien machte man keine guten Erfahrungen mit gentechnisch veränderten Erbsen. Die Hülsenfrüchte sind offensichtlich nicht nur für Schädlinge unbekömmlich, sie rufen bei Mäusen Lungenentzündung hervor. Da die australischen Forschenden es für möglich hielten, dass die manipulierten Erbsen auch Menschen krank machen können, brachen sie ihre mehr als sieben Jahre laufenden Arbeiten mit diesen Pflanzen ab. Zwölf Tonnen Gentech-Erbsen aus Feldversuchen mussten daher vernichtet werden. Ursprünglich hatte man gehofft, damit einen Schädling loszuwerden.

Die Tierversuche zeigen, dass man im Grunde alle Gentech-Produkte einzeln auf Unbedenklichkeit prüfen muss. Wenig beruhigend ist es daher, dass Christoph Then von Greenpeace Deutschland die Ergebnisse folgendermaßen kommentiert: „In Europa hätten die Gen-Erbsen sogar eine Marktzulassung als Lebensmittel erhalten können. Denn Fütterungsversuche mit gentechnisch veränderten Pflanzen sind in der EU nicht vorgeschrieben."

Seit 2010 führt Damián Verzeñassi, Arzt und Leiter des Institute of Social and Environmental Health der Universität Rosario in Argentinien, epidemiologische Untersuchungen in den großen GVO-Anbaugebieten durch. Er vermutet Zusammenhänge zwischen dem Einsatz z. B. von Glyphosat und bestimmten Erkrankungen. So traten z. B. Fälle von Schilddrüsenkrankheiten, Atembeschwerden, Hauterkrankungen und neurologische Probleme in den untersuchten Gebieten signifikant höher auf als im Landesdurchschnitt. Auch Krebs kommt 1,8-mal häufiger vor als durchschnittlich. Ein weiteres großes Problem sind angeborene Fehlbildungen, bei denen sich die Beine des Embryos im Mutterleib nicht vollständig entwickeln. Dies wurde bei Kindern von Müttern beobachtet, die in den ersten drei Monaten der Schwangerschaft agrotoxischen (Agro = hängt mit der Landwirtschaft zusammen, toxisch = giftig) Substanzen auf transgenen Kulturen ausgesetzt waren. Trotz dieser bedenklichen Entwicklung werden die giftigen Substanzen weiterhin versprüht. Glyphosat beispielsweise hat man sogar im Regenwasser gefunden. Ja sogar ein ganzes Wohnviertel wurde für unbewohnbar erklärt. Ganz davon abgesehen, dass die Biodiversität gefährdet ist.

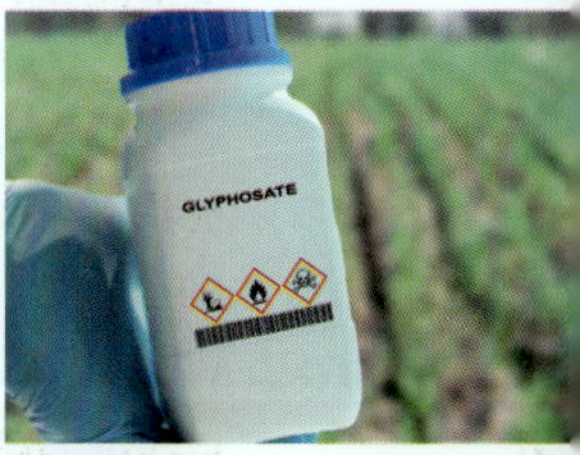

Glyphosat

Was erlaubt das Gesetz?

Das Gesetz schreibt vor, dass bei Lebensmitteln Zutaten mit genetisch veränderter Erbsubstanz deklariert werden müssen. Jedoch muss diese Erbsubstanz nachweisbar sein und nicht „zufällig" und „unbeabsichtigt" oder „technisch unvermeidbar" in das Produkt gelangt sein. Die EU-Bioverordnung regelt genauer, was als „zufällig" gelten kann: Nachweisbare Anteile bis zu einem Schwellenwert von 0,9 Prozent in einer Zutat (z. B. Maismehl, Sojaprotein). Bis zu diesem Grenzwert muss das Vorhandensein von Gentechnik nicht deklariert werden. 0,3 Prozent wären besser – dies erreichen viele Bioproduzenten durchaus.

Hersteller, die auf ihren Produkten den Hinweis „ohne Gentechnik" anbringen, müssen nachweisen, dass auf allen Ebenen der Erzeugung auf Gentechnik verzichtet wurde. Jedoch erlaubt das Gesetz auch hier „unbeabsichtigte" und „unvermeidbare" Spuren. Die VerbraucherInnen haben ihre Macht gezeigt: Aufgrund der großen Ablehnung der Gentechnik findet sich kaum ein Lebensmittelhersteller, der Produkte mit Zutaten aus gentechnisch veränderten Pflanzen bei uns anbietet. Theoretisch könnten 16.000 Artikel genveränderte Zutaten enthalten, jedoch finden sich kaum Lebensmittel in den Supermarktregalen, die auf der Zutatenliste „genetisch verändert" aufweisen. Die Hersteller und Händler haben sich dem Verbraucherwunsch gefügt und bieten diese Produkte nicht an. Daran können Sie erkennen, dass Sie durchaus auch selbst etwas verändern können!

Das dürfen Ökobauern nicht

Es herrscht die Ansicht, dass Gentechnik mit den Prinzipien des Ökolandbaus nicht vereinbar ist. Ihr Einsatz ist sowohl bei EU-Bio (Öko-Basisverodnung (EG) Nr. 834/2007) als auch beim Verbands-Bio verboten. Gentechnisch veränderte Organismen (GVO) und daraus hergestellte Erzeugnisse dürfen nicht als Lebensmittel, Futtermittel, Verarbeitungshilfsstoff, Pflanzenschutzmittel, Düngemittel, Bodenverbesserer, Saatgut, oder Mikroorganismen in der Ökoproduktion eingesetzt werden. Das entspricht den Wünschen der Bevölkerung, denn der überwiegende Teil ist gegen gentechnisch veränderte Bestandteile in der Nahrung.

Aber nicht nur viele Bürgerinnen und Bürger, auch ganze Länder lehnen Gentechnik ab. In der EU (Europäische Union) wurde 1998 der gentechnisch veränderte Mais MON810 zum kommerziellen Anbau zugelassen. Zahlreiche Länder in der EU erlauben das dennoch nicht. Dazu gehören Deutschland, Frankreich, Griechenland, Luxemburg, Österreich, Polen, Bulgarien und Ungarn. 2017 wurde dann dieser Genmais in der EU auf 124.000 ha angebaut, das entspricht 0,13 Prozent der EU-Ackerfläche. Die Länder, die das zulassen sind hauptsächlich Spanien und sonst noch Portugal. Dass einige Länder sich anders verhalten, als es in der EU eigentlich erwünscht ist, liegt an einer Schutzklausel der Europäischen Union, nach der Mitgliedstaaten ein Verbot aussprechen können, wenn sie Gesundheits- oder Umweltrisiken befürchten.

Dort wo Gentechnik angewendet wird, gibt es beispielsweise keinen Bio-Honig, denn wie will man Bienen davon abhalten, ins benachbarte Gentech-Feld zu fliegen? In den USA lagen die Anbauflächen gentechnisch veränderter Pflanzen 2019 bei 72,5 Millionen Hektar. Dort wird nicht nur genveränderter Mais, sondern auch Sojabohnen, Zuckerrüben, Raps sowie Baumwolle aus genverändertem Samenmaterial angebaut. Der Anteil liegt zwischen 92 und 98 Prozent.

Weltweit werden gentechnisch veränderte Pflanzen auf 191,7 Millionen Hektar angebaut. Der größte Anteil an Gentechnik-Pflanzen wird in sieben Ländern der Erde angepflanzt. Das sind die USA (39 %), Brasilien (26 %), Argentinien (12 %), Kanada (7 %), Indien (6 %) sowie Pakistan (2 %) und Paraguay (2 %). Dort findet man etwa 95 Prozent des weltweiten GVO-Anbaus. Auf etwa 10 Prozent der weltweiten Anbauflächen findet man GVO. Folgende Nutzpflanzen sind betroffen: Soja (50 %), Mais (31 %), Baumwolle (13 %) und Raps (5 %). Auf kleinen Flächen findet man in den USA und Kanada genveränderte Zuckerrüben, auf Hawaii Papaya und sogar noch Alfalfa in den USA. Die gentechnische Änderung betrifft meistens die Herbizidtoleranz (Herbizid = Unkrautbekämpfungsmittel) (47 %) und Gene zur Produktion eines eigenen Insektengifts (12 %) oder beides (41 %).

Über Importe aus diesen Anbauländern oder durch verunreinigtes Saatgut kann Gentechnik auch in hier vermarktete Lebensmittel gelangen. Obwohl die Gentechnik bei Lebensmitteln immer noch einen weiten Bogen um Europa macht, ist sie weltweit leider weiter auf dem Vormarsch. Die Rapsfelder des kanadischen Farmers und Saatgutzüchters Percy Schmeiser (Träger des Alternativen Nobelpreises für den Schutz der Biodiversität und den Kampf gegen die Patentierung von Saatgut sowie Träger des indischen Mahatma-Ghandi-Preises) wurden durch Genpflanzen der Firma Monsanto, die von den Nachbarfeldern herübergeweht wurden, verunreinigt. „So etwas wie Koexistenz, also ein Nebeneinander von Gentechnik und traditioneller Landwirtschaft, gibt es nicht.", erklärte Schmeiser. Obwohl der mutige Bauer nachweisen konnte, dass er das lizenzpflichtige Saatgut nicht angebaut hatte und seine Ernte durch das Monsanto-Saatgut wertlos geworden war, wurde er wegen Missbrauchs des Patentschutzes verurteilt. Er musste den Rapsanbau aufgeben. Im März 2008 war Monsanto nach über sechs Jahren Rechtsstreit endlich bereit, Schadensersatz für die Verunreinigung durch Genraps zu zahlen – eine Stunde vor dem anhängigen Gerichtsverfahren!

Seit in Deutschland gentechnisch veränderte Pflanzen angebaut werden dürfen, wird der Protest der Bevölkerung immer lauter. Die Erfahrungen aus Kanada zeigten deutlich, dass einige Jahre nach Einführung der Gentechnik praktisch kein gentechnikfreier Anbau mehr möglich ist. Man darf eines nicht übersehen: die Verbraucherinnen und Verbraucher sind mächtig. Sie können Gentech-Produkte dort lassen, wo sie gar nicht erst landen sollten – im Regal der Supermärkte und Discounter. Mit dem Einkaufskorb kann man abstimmen und die Industrie ist ängstlich auf das Image ihrer Marken bedacht. Wir müssen keine Gentechnik essen, wenn wir das nicht wollen. Mit Bio-Produkten haben Sie die höchste Sicherheit für einwandfreie, gentechnikfreie Produkte!

In einem Pressestatement vom 10.7. 2023 warnte Jutta Saumweber, Referatsleiterin „Lebensmittel und Ernährung" der Verbraucherzentrale Bayern, dass die EU-Kommission ihre Vorschläge für eine Neufassung der Gesetzgebung zur Gentechnik in der Landwirtschaft vorgelegt hat. Damit will die EU den Einsatz und die Vermarktung von pflanzlichen Erzeugnissen regeln, die mithilfe der sogenannten Neuen Gentechnik (NGT) erzeugt werden. Das Ungeheuerliche daran: Künftig soll die Zulassung, Risikobewertung und Kennzeichnung für genveränderte Pflanzen entfallen.

Jutta Saumweber meint dazu: „Lebens- und Futtermittel, die mit Verfahren der neuen Gentechnik hergestellt werden, müssen als gentechnisch veränderte Produkte gekennzeichnet werden. Die Ankündigung der EU-Kommission die Kennzeichnungspflicht aufzuheben, ist ein Frontalangriff auf den Verbraucherschutz und die Wahlfreiheit. Die Verbraucherinnen und Verbraucher müssen selbst entscheiden können, ob sie gentechnisch veränderte Lebensmittel kaufen wollen oder nicht. Die Europäische Kommission verwässert die Risikoprüfung für diese Produkte. Das Vorsorgeprinzip – ein Grundpfeiler der europäischen Gesetzgebung und des Verbraucherschutzes – wird bewusst ausgehebelt.“

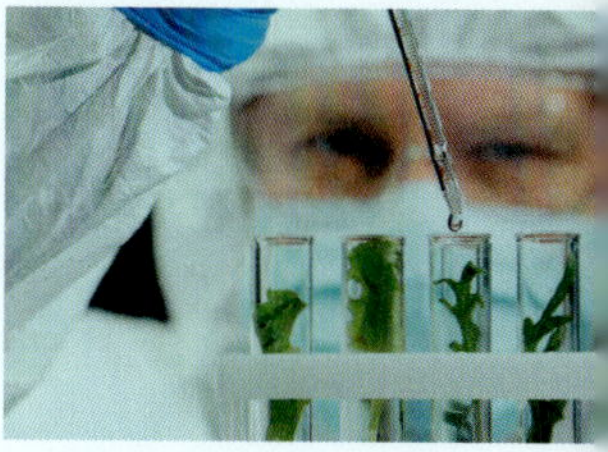

Genpflanzen

Wie man daran sieht, ist es auch in einer Demokratie wichtig, den Gesetzgebern permanent auf die Finger zu sehen, damit man das isst, was man will und nicht das, was die EU und andere Institutionen für akzeptabel halten.

Gluten und Glutenunverträglichkeit

In der Sendung „Gluten, der Feind in deinem Brot“, die im April 2021 bei Arte ausgestrahlt wurde, konnte man zusammengefasst folgendes erfahren: Der Verzehr von Weizen macht 20 Prozent der weltweiten Kalorienaufnahme aus und Weizen enthält am meisten Gluten von allen Getreidearten. Das Mahlen von Weizen gehörte zu den ersten Verarbeitungsschritten in der Geschichte des Menschen.

Viele haben eine Glutenunverträglichkeit und ca. 2,5 Prozent leiden unter Zöliakie. Die Betroffenen vertragen kein Milligramm Gluten. Hier muss man noch genauer unterscheiden: Ungefähr ein Prozent der Bevölkerung leidet nachgewiesenermaßen an einer Glutenunverträglichkeit, ca. 30 Prozent glauben, darunter zu leiden, weil sie Schmerzen haben. Das ist gar nicht so weit hergeholt: Eine neue Getreidesorte, die inzwischen auf der ganzen Welt angebaut wird,

wird stark mit Glyphosat behandelt. Dies sorgt dafür, dass wir unsere ursprüngliche Nahrung nicht mehr vertragen. Dabei ist Weizen die Grundlage unserer Hochkultur. Brot wurde zu unserem wichtigsten Nahrungsmittel.

Selbst Dr. Jörn Klasen von den Ernährungsdocs rät vom Weizen ab, vor allem bei Menschen mit Neurodermitis. Er erklärt, dass Weizen so einseitig gezüchtet wurde, dass er ganz schnell ins Blut aufgenommen wird. So wurde unser Körper zum Endlager von Giften, unsere Ernährung zum Opfer der Industrie. Bei 99,6 Prozent der Bevölkerung ist das Pestizid Glyphosat im Körper nachweisbar!

Wie entsteht Gluten?

Gluten ist Bestandteil von Weizen und anderen Getreidesorten. Es entsteht jedoch erst, wenn Mehl mit Wasser vermischt wird. Das Weizenkorn enthält zwei verschiedene Eiweißarten: Glutelin und Prolamin. Daraus entsteht Gluten. Es schließt Kohlendioxid ein. Der Teig wird luftig und erhält sein lockeres Volumen. Gluten bindet auch die Stärkemoleküle des Korns. Dadurch entsteht ein Gerüst, das beim Kochen nicht zerfällt. Aber Gluten hat von vorneherein einen Nachteil: Es kann nur gespalten, aber nicht endgültig verdaut werden, sodass kleine Eiweißstückchen zurückbleiben. Bei gesunden Menschen führt Gluten in der Regel zu einer langsamen Verdauung.

Was passiert mit Gluten im Körper?

Zöliakie ist eine Art Autoimmunerkrankung und wurde bereits im 2. Jahrhundert n. Christi beobachtet, doch erst 1960 konnte man Gluten als ihren Verursacher identifizieren. Schon ein Krümel Brot kann eine Immunreaktion auslösen. Dadurch wird die empfindliche Dünndarmschleimhaut gereizt und entzündet sich. Verantwortlich dafür ist eine Veranlagung und ein umweltbedingter Auslöser, also Gluten.

Die häufigsten Symptome sind Magenbeschwerden, Blähungen, Gewichtsverlust. Auch außerhalb des Darms können Beschwerden auftreten. Daher wird Zöliakie als systemische Erkrankung eingestuft. Kein Körperteil bleibt verschont. Sie kann zu 200 verschiedenen

Symptomen führen, rund 50 davon treten besonders häufig auf. Man kann also bei jedem unbestimmten Leiden auch eine Zöliakie in Betracht ziehen. Mittlerweile gibt es ca. viermal so viele Betroffene wie 1950.

Zusätzlich zu Zöliakie gibt es auch die Nicht-Zöliakie-Gluten-Sensitivität. Bei davon Betroffenen wird wenigstens die Darmschleimhaut nicht geschädigt. Hier spricht man von einer explosionsartigen Zunahme. Aber wodurch wird dies verursacht? Chemiekonzerne produzierten im 2. Weltkrieg Nitrate und Phosphate für Bomben. Nach Kriegsende saßen sie auf diesen Stoffen fest. Also setzte man sie als Düngemittel ein. Aber die alten Sorten schlugen nicht darauf an, die Chemikalien drangen in den Halm ein und schwächten ihn. Sobald sich die Ähre bildete, gab der Halm nach und knickte ein. Das Ergebnis waren Ernteausfälle.

In Mexiko züchtete man niedrig wachsenden Weizen, den sogenannten Zwergweizen. Finanziert wurde dies von der Rockefeller-Stiftung. Zwergweizen hielt den sogenannten Kunstdünger aus. Diese Weizensorte war von da an die Basis für alle weiteren Weizensorten. Gleichzeitig wurden neue Spritzmittel (Pestizide) entwickelt, die es vorher nicht gab. Der neue Weizen reagierte auch empfindlicher auf Insekten (sog. Schädlinge), sodass man ihn spritzen und düngen musste. Das Ergebnis: die Landwirtschaft wurde industrialisiert – und das im neuen Weizen enthaltene Gluten hatte andere Eigenschaften: Man benötigt mehr Kraft, um es zu verarbeiten als für die alten Sorten. Damit war es aber besser für die Industrieproduktion geeignet, denn es lieferte bei einer geringeren Herstellungszeit mehr Gewinn. Dazu kommt, dass gesunde Menschen nun länger benötigen, um das neue Gluten zu verdauen. Die aufgenommene Glutenmenge hat zwar grundsätzlich etwas abgenommen, obwohl wir mehr Brot, Pasta und Pizza zu uns nehmen. Aber das heutige Brot ist anders als das unserer Vorfahren. Früher ließ man den Teig auch länger gehen, wodurch sich Mikroorganismen entwickelten, die das Gluten zumindest teilweise abbauten. Mit anderen Worten: Brot mit langen

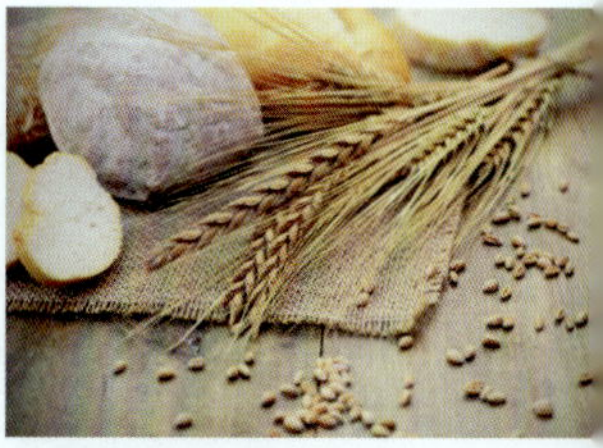

Gluten

Gärzeiten und Sauerteigbrot sind für glutensensitive Personen besser geeignet.

In den USA wird Gluten sogar als Zusatzstoff extra hinzugefügt. Bei uns enthalten 30 Prozent der im Supermarkt angebotenen Lebensmittel Gluten. Das betrifft auch Produkte, in denen man es nie erwartet hätte, wie beispielsweise Käse, Chips, Marmelade oder Eis. In Frankreich und anderen Ländern fanden schon Demonstrationen statt, um über die Gefahren durch Pestizide & Co. in Lebensmitteln aufzuklären. François Veillerette, Mitbegründer und Sprecher des Vereins „Générations Futures", der sich für eine nachhaltige Landwirtschaft einsetzt, weist seit Langem auf die Gefahren von Glyphosat hin. Es ist der Hauptbestandteil der meistbenutzten Pestizide weltweit.

Egal, wer Lebensmittel untersucht – Glyphosat findet er oder sie immer. Getreide und Hülsenfrüchte scheinen dabei am meisten gefährdet zu sein. Auch in vielen Bier- und Getreidesorten wurde es gefunden. Glücklicherweise gibt es auch Gegeninitiativen. So hat sich „Grano Salus", ein Verband von Kleinerzeugern in Italien, den Verbraucherschutz auf die Fahnen geschrieben. Das Problem ist, dass Importweizen billig und oft mit Glyphosat verseucht ist. Der einheimische Weizen reicht nicht aus – allein schon für Pasta – deshalb importiert man Weizen und mit ihm Glyphosat.

Hartweizen war eine Kulturpflanze der wärmeren Gegenden, jetzt wächst er auch in kälteren Teilen der USA und Kanadas. Kanada ist neben der Ukraine einer der größten Produzenten von Weizen. Möglich ist dies durch den Einsatz von Insektiziden. Dort gibt es vor allem Großbetriebe, denen kleinere Bauern keine Konkurrenz machen können. Es handelt sich um riesige Anbaugebiete von der Größe halb Belgiens oder Luxemburgs. Die Vereinten Nationen hatten zu Beginn die Prämisse, die Weltproduktion zu steigern, egal ob dies die Infrastruktur oder Subventionen betraf. Dies hatte gravierende Folgen für die europäische Landwirtschaft. Nur wenige Großbetriebe konnten da mithalten. Viele kleinere Produzenten mussten aufgeben, sie waren nicht mehr konkurrenzfähig. Alles ist zunehmend in den Händen von Großindustriellen. Das bedeutet eine Konzentration wirtschaftlicher Macht.

Der gesamte Weizenmarkt wird von einer Handvoll großer Getreidehändler beherrscht. Sie schließen 70 Prozent der Weizengeschäfte ab. Das entspricht einem Umfang von 1,5 Billionen Dollar und der Markt wächst deutlich. Ähnliches gilt für die Pestizide. Drei Firmen teilen sich den Weltmarkt und es gibt anscheinend keine Möglichkeit, den Marktriesen Grenzen zu setzen. So viel Macht über unsere Lebensmittel in wenigen Händen ist eine globale Bedrohung.

Jennifer Clapp hat dies in ihrem Buch „Food" eingehend untersucht. Sie vertritt die Ansicht, dass uns grundsätzliche Kenntnisse darüber fehlen, wie unsere Nahrung produziert wird. Die großen Entfernungen zu unseren Lebensmitteln (2.000 km) verschleiern, wo Macht konzentriert ist – die Konzerne zwingen uns ihre Wünsche auf und wir können nichts dagegen unternehmen. Zudem werden die Konsequenzen für die Natur ignoriert.

In Kanada und Schottland wurde festgestellt, dass das Spritzen von unreifem Getreide die Abreife beschleunigt. Dies ist beabsichtigt, um Ernteausfälle durch Schimmel zu vermeiden, wenn das Wetter entsprechend nasskalt ist. Die chemischen Spritzmittel werden als giftfrei deklariert! Ihr Einsatz gilt für Lebensmittel als unbedenklich. Die Felder werden kurz vor der Ernte mit Herbiziden besprüht, um die Ähren zu trocknen und die Reife zu beschleunigen – Sikkation (s. Anhang, Lexikon) genannt. Glyphosat tötet alle Schadinsekten ab – ein Riesenerfolg für die Firma.

1996 landete Monsanto den nächsten Coup mit genmanipuliertem Saatgut, das gegen Glyphosat unempfindlich ist. Die Felder wurden nicht mehr nur zu Saisonbeginn, sondern auch zur Erntezeit besprüht. 200 Kulturarten, darunter z. B. Kartoffeln, Hülsenfrüchte, Sonnenblumenkerne und Getreide wurden kurz vor der Ernte mit Glyphosat gespritzt. Seit dem Jahr 2000 ist der Einsatz von Pestiziden sprunghaft angestiegen. Die Angaben über den Einsatz von Pestiziden sind sehr undurchsichtig. Glyphosat beispielsweise wird von über 40 Herstellern angeboten. In Europa sind 300 verschiedene Produkte auf Glyphosatbasis erhältlich. Praktisch alle Getreidekulturen in den USA, Südamerika, Kanada und in mehreren europäischen

Ländern werden gespritzt, bevor sie auf den Teller kommen. Wenigstens direkt vor der Ernte ist dies bei uns jedoch nicht erlaubt.

Seit über 20 Jahren wird Glyphosat als Reifebeschleuniger auf Weizen und andere Kulturpflanzen gespritzt. Seit dieser Zeit sind die Fälle von Zöliakie und Glutenunverträglichkeit sprunghaft angestiegen, obwohl den Landwirten gegenüber behauptet wurde, Glyphosat stelle kein Risiko dar. Es gibt jedoch Hinweise darauf, dass Glyphosat wie ein Breitbandantibiotikum wirkt und unser Mikrobiom schädigt. Dadurch, dass wir mit Glyphosat behandelte Lebensmittel essen, reduziert sich die Bakterienvielfalt unseres Darms. Auf Dauer kann das den Darm und andere Organe schädigen, was Auswirkungen auf unsere gesamte Körpergesundheit hat.

Zudem kann unser Körper auch Glyphosat auch mit Glycin verwechseln (einem Eiweißbaustein, in der Fachsprache N-(Phosphonomethyl)glycin genannt) und es fälschlicherweise in unsere DNA einbauen. Damit entsteht ein gefährlicher Vergiftungsprozess des ganzen Körpers. Obwohl die Zusammenhänge zwischen der steigenden Anwendung von Glyphosat und dem Auftreten bestimmter Krankheiten auffällig sind, haben die Regulierungsbehörden in den USA nichts unternommen. Ganz im Gegenteil wurden die zulässigen Höchstmengen sogar erhöht:

1. 1993: 0,1 ppm
2. 1999: 5 ppm
3. 2015: 30 ppm

In Europa sind die zugelassenen Werte in Gerste und Weizen 200-mal höher als in Gemüse – 0,1ppm – 10–20 ppm.

2015 stufte die internationale Agentur für Krebsforschung (IARC) Glyphosat als vermutlich krebserregend für den Menschen ein. Aber die Europäische Behörde für Lebensmittelsicherheit (EFSA) kam zu einem anderen Schluss, laut ihr ist es unwahrscheinlich. In Europa werden kritische Produkte vor allem von den Herstellern selbst getestet. Das BfR (Bundesinstitut für Risikobewertung), die ECHA (Europäische Chemikalienagentur) und die EFSA verlassen sich auf die Hersteller, die ihrerseits bereits viel Geld in das Produkt gesteckt haben und damit Profit machen wollen. Die Folge: Liest man die Bewertung der IARC kommt man zu dem Schluss, Glyphosat ist gesundheitsschädlich.

Die Ergebnisse der Industrie behaupten das Gegenteil. Da diese Ergebnisse der Industrie Betriebsgeheimnisse sind, sind die Daten in der Regel unter Verschluss und können nicht wissenschaftlich ausgewertet werden. Außerdem handelt es sich im Gegensatz zu IARC-Studien um Kurzzeitstudien. Sie konzentrieren sich auch nicht auf alle Stoffe, die sich im Körper ansammeln, sondern nur auf Glyphosat. Andere Inhaltsstoffe der Pestizide, die oft ebenso bedenklich sind, werden außer Acht gelassen.

Untersuchungen zur Bioakkumulation (Anreicherungen im Körper) werden in Europa nicht durchgeführt – sie würden Millionen kosten. Die EFSA soll eigentlich die Bürger vor Risiken in der Nahrungskette schützen. Offensichtlich funktioniert der Kontrollmechanismus, der die EU-Bürger vor gesundheitlichen Risiken schützen soll, nicht. Einschätzungen, die nur auf Daten der Industrie beruhen, sind nicht objektiv. Wissenschaftliche Daten werden nicht eingeholt. Die Firmen müssen nicht einmal Lobbyarbeit leisten, weil die Behörden von vorneherein in ihrem Sinne entscheiden. Die Politik orientiert sich an den Angaben der Industrie.

Edward Snowden (ehemaliger Agent, der als technische Fachkraft für die US-amerikanischen Geheimdienste CIA, NSA und DIA gearbeitet hat) sagt zurecht, dass es manchmal skandalös sei, was das Gesetz erlaubt. Oft machen die Lobbyisten die Gesetze oder versuchen sie zu beeinflussen – das ist ihr Job. Da überrascht es kaum, dass sich z. B. Zöliakie und weitere Autoimmunerkrankungen epidemieartig ausbreiten. Warum werden wir von unseren Kontrollbehörden vor solchen Gefahren nicht geschützt? Der französische Wirtschaftswissenschaftler Jacques Sapir erklärt das damit, dass die Konzerne in einem solchen Fall mit „Angriff" drohen. Für sie zählt allein der Profit.

Zudem sorgt die Tatsache, dass die Entscheidungen der WTO (Welthandelsorganisation) einstimmig getroffen werden müssen, oft für Stillstand. Tatsächlich verharrt die WTO schon seit einiger Zeit in einer Art Lähmungszustand. Deshalb wurden neue Vereinbarungen getroffen, die sich meist nur auf bestimmte Zonen beziehen. Interviewfragen werden aus gutem Grund abgelehnt. Den multinationalen Konzernen sollen keine Verluste beschert werden. Woher ihre Lebensmittel kommen, wissen die Verbraucher nicht. Werden diesbezüglich Gesetze eingeführt, wird das Land von der WTO zur Rechenschaft gezogen. So geschah dies in Italien. Kanada klagte, weil das kleine Land die Herkunft der Produkte angab.

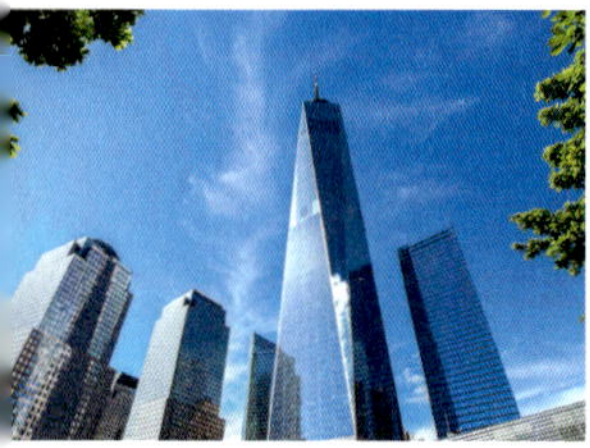

Welthandel

Bei den Freihandelsabkommen spielt der Verbraucherschutz kaum eine Rolle. Es werden immer mehr hoch verarbeitete Lebensmittel konsumiert, die viele Zusatzstoffe enthalten – aus der globalen Konsumkette – man bekommt nicht heraus, wie sie produziert wurden. Das macht es schwer, sich gesund zu ernähren. Unser Speiseplan wird immer eintöniger – besonders beim Getreide hat man immer weniger Abwechslung. Die Folge ist eine Unterversorgung mit bestimmten Mikronährstoffen. Etwa drei Milliarden Menschen leiden daran. Glyphosat könnte daran mitverantwortlich sein. Es nimmt uns die Metalle (Eisen, Kalzium etc.), die unser Körper dringend benötigt. Dies ist vor allem für Zöliakiepatienten ein Problem.

So funktioniert Kapitalismus: Er schafft ein Problem und es wird mit einem neuen Wirtschaftszweig beantwortet – statt das Problem zu lösen. Für Verbraucher ist es ein Teufelskreis. Sie werden krank durch stark verarbeitete Lebensmittel und sollen viel teurere ebenfalls stark verarbeitete Lebensmittel essen, um die Krankheit zu kurieren. Glutenfreie Produkte wurden für Menschen entwickelt, die ein bestimmtes Problem hatten. Derzeit meint man, dass diese Produkte eine Jahressumme von 37.000.000.000 erreichen können und dies bis 2027 bei einer jährlichen Wachstumsrate von 9,2 Prozent.

Als Ersatz für Gluten wird meist Stärke eingesetzt, die viele Kalorien liefert, aber so gut wie keine Nährstoffe. Deshalb fehlt es diesen Produkten meist an Vitaminen, Mineral- und Ballaststoffen. Das betrifft unter anderem Vitamin D, B12 und Folsäure, Eisen, Kalzium, Zink und Magnesium. Das Gewicht damit zu halten oder zu verringern ist schwer, da mit Stärke versetzte Produkte in der Regel kalorienreicher sind als solche mit Gluten. Industriell verarbeitete Produkte sind in der Regel ungesund (s. Teil III dieses Buches).

Glyphosat – und kein Ende in Sicht

2016 wurde die Übernahme des US-Saatgutherstellers Monsanto und damit des Unkrautvernichters Glyphosat durch den Bayer Konzern für 60 Millionen Dollar bekannt gegeben. Eine Journalistin bezeichnete dies als „größten Rohrkrepierer aller Zeiten". Da wäre ich mir nicht so sicher, denn Glyphosat wird auch unter dem Label „Roundup" als Unkrautvernichter von Hobbygärtnern reichlich genutzt. Nicht umsonst war Glyphosat der am meisten verkaufte Unkrautvernichter der Welt. Er wurde sogar auf Bahnstrecken verwendet, um die Gleise von Unkraut zu befreien. Mais und Soja wurden zu Turbogewächsen. Dennoch gab es auch viele Klagen, denn Glyphosat wurde immer wieder mit Erkrankungen in Verbindung gebracht. Die Börsenergebnisse waren sehr unterschiedlich, je nachdem ob eine Klage Erfolg hatte oder nicht. Monsanto und die Bayer verloren Prozesse oft, nicht nur in den USA, auch in Frankreich. Es gibt auch immer wieder Proteste gegen Glyphosat.

Erfolgreich geklagt haben zum Beispiel Alva und Alberta Pilliod aus den USA. Sie machen das Unkrautvernichtungsmittel für ihre Krebserkrankung verantwortlich, nachdem sie 30 Jahre lang Roundup-Produkte verwendet hatten. Sie erstritten sich zwei Milliarden Dollar. Diese Summe wurde zwar auf 97 Millionen reduziert, aber sie blieben nicht die Einzigen. 141.000 Amerikaner machen Glyphosat für ihre Krebserkrankung verantwortlich. Mit mehr als 180.000 Klägerinnen und Klägern einigte sich Bayer außergerichtlich. Vorsichtshalber legte die Firma 6,5 Milliarden zurück – für mögliche weitere Fälle. Neue Prozesse drohen, der Kursverlauf der Aktie bleibt ungewiss.

Gibt es eine Landwirtschaft ohne Chemie?

Ja, die gibt es: der ökologische Anbau setzt auf Vielfalt und Natürlichkeit – statt Monokultur wird pflanzliche und tierische Artenvielfalt gefördert: auf pestizidfreien Biofeldern leben 35 Prozent mehr Vögel und die Pflanzenvielfalt ist um 86 Prozent höher. Die ökologische Landwirtschaft kann auch die Weltbevölkerung ernähren. Laut Giovanni Dinelli, Agrarwissenschaftler an der Universität Bologna, müsste man dafür das gesamte Produktionssystem verändern. Am Ende hätte man quantitativ weniger Ertrag, dafür aber mit einem höheren Nährstoffgehalt.

Es gibt schon viele Bemühungen in der ökologischen Landwirtschaft, die in diese Richtung gehen. In Sizilien will beispielsweise ein Landwirt die alten Weizensorten wieder einführen, die auch von empfindlichen Mägen gut vertragen werden. Daraus kann man dann Brot, Nudeln und Gebäck herstellen, wodurch sich viele Perspektiven für neue Landwirte ergeben. In Belgien möchte Marc Fischers, Geschäftsführer von „Nature & Progrès“ erreichen, dass Pestizide bald der Vergangenheit angehören. Die ökologische Landwirtschaft arbeitet mit der Natur und nicht gegen sie.

Der französische Landwirt Charles-Edouard Jolly arbeitet ohne Chemie. Er stellt Biogerste her und verwandelt sie in Biobier. Die Gerste wird auch ohne Sikkation (s. Anhang, Lexikon) geerntet. Auf seinem Hof hält er auch Tiere, produziert Gemüse und ein Restaurant gehört dazu. Der italienische Bio-Landwirt Andrea Cenacchi verwandelte seinen Hof in einen lebenden Organismus mit multifunktionalem Kreislauf. Dazu gehört ein Gasthaus, das zu 70 Prozent aus seiner eigenen Produktion beliefert wird. Cenacchi arbeitet mit der Universität von Bologna zusammen. Zusammen mit anderen Landwirten hat er das ökologische Erzeugerkollektiv Virgo gegründet.

Das Problem ist, dass die ökologische Landwirtschaft nicht im gleichen Maß gefördert wird, wie die konventionelle und für Großbetriebe ist sie oft nicht so rentabel. Wichtig wäre also eine Reform der Agrarpolitik. Auf 58 Milliarden Euro belaufen sich die EU-Subventionen für die Landwirtschaft. Das Geld muss umgeleitet werden, um die ökologische Landwirtschaft zu unterstützen, die nachhaltige Arbeitsplätze schaffen kann. Glutenhaltige Lebensmittel sind nicht von Natur aus schädlich, sie

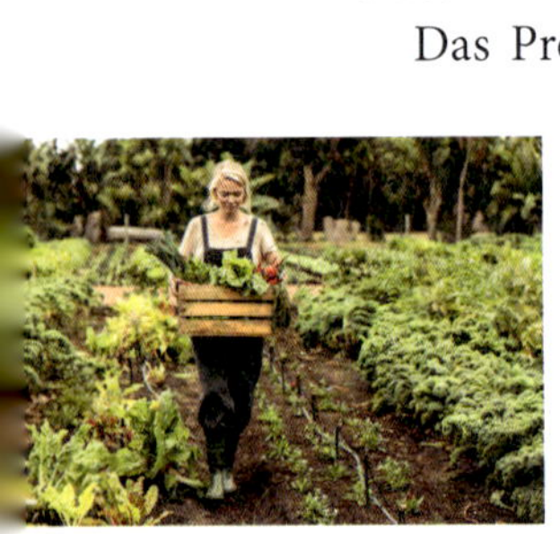

Ökologische Landwirtschaft

werden es erst durch die industrialisierte Landwirtschaft und die Großkonzerne, die Kontrollmechanismen sabotieren. Doch die Aufklärungsarbeit verschiedener Verbände trägt erste Früchte. Einige Lebensmittelproduzenten wollen in Zukunft kein durch Sikkation verunreinigtes Getreide mehr kaufen. Zugegeben: Industriell hergestellte Lebensmittel sind billiger – auf Kosten unserer Gesundheit und durch Zerstörung der Umwelt. Wir haben die Wahl – mit jedem gesunden Produkt, das wir kaufen, tragen wir dazu bei, die Welt zu schaffen, von der wir träumen.

Wir müssen zum Ökolandbau finden, die Zeit zurückdrehen, wenn wir in Zukunft gesund sein wollen. Bis zu 25 Prozent der Erwachsenen in den USA ernähren sich glutenfrei, in Europa zwischen 8 und 15 Prozent. Im Jahr 2018 wurden weltweit 15 Milliarden Euro für glutenfreie Produkte wie beispielsweise Quinoamehl ausgegeben und der Markt wächst exponentiell. Glutenfrei ist ein Milliardengeschäft.

Schadstoffe in tierischen Lebensmitteln

Das Vertrauen vieler Verbraucher in die Fleischwirtschaft ist inzwischen gering. Entsprechend gingen auch die Verkaufszahlen zurück: Wurden 2011 noch 62,8 kg Fleisch verzehrt, waren es 2021 nur noch 55 kg. Im Hinblick auf die Tierhaltung ist es interessant zu wissen, dass die Bezeichnung „aus artgerechter Tierhaltung“ kein gesetzlich geschützter Begriff ist. Aber was ist bei der Tierhaltung wirklich so schlimm, dass es unserer Gesundheit schadet? Das fängt bei den Futtermitteln an (s. Kapitel „Pflanzliche Lebensmittel“) und geht weiter über Futterzusätze wie Hormone, Arzneimittel und Schädlingsbekämpfungsmittel, also Pestizide.

Die Initiative zu Klima und Ernährung MUTTER ERDE des österreichischen Fernsehens ORF (s. Anhang Quellen) warnte davor, dass wir in 30 Jahren kein Trinkwasser mehr haben werden. Die Ursache sehen nicht nur sie im allgemeinen Waldverbrauch, im Fleischkonsum und in der Waldrodung für Soja- und Maisanbau für die

Futterproduktion. Die Flächen für die Tierhaltung sind größer als diejenigen, die für die Nahrung für den Menschen benötigt werden. Man hörte und ahnte es schon: Der Mensch hat auf der ganzen Erde seine Spuren hinterlassen, oft auch durch Tierzucht.

Futterzusätze, Arzneimittel, Antibiotika und die Folgen: Resistenzen

Greenpeace untersuchte Anfang 2022 das Abwasser in unmittelbarer Nähe von Schlachthöfen in Deutschland. Das Ergebnis: In 35 von 44 Proben fanden sich multiresistente Keime. Das bedeutet, dass kein Antibiotikum gegen diese Bakterien wirkt. Damit nicht genug: In acht der Schlachtwasserproben wurden Mikroorganismen gefunden, die gegen das Reserve-Antibiotikum Colistin unempfindlich sind. Wird man von einem dieser Keime befallen, hilft gar nichts mehr. Die WHO (Weltgesundheitsorganisation) beobachtet diese Resistenzen immer häufiger. Auch der Fernsehdoktor Eckhart von Hirschhausen warnt: „Antibiotikaresistenzen sind eine der größten Herausforderungen für die globale Gesundheit". Aber nicht nur er warnt: gemeinsam mit anderen Prominenten, Sachverständigen und 25 Verbänden aus Medizin, Umwelt- und Tierschutz setzt er sich für ein Verbot von Reserveantibiotika in der industriellen Tierhaltung ein. Wenigstens das Bundesministerium für Ernährung und Landwirtschaft (BMEL) reagierte und setzt sich in Brüssel dafür ein, dass das Reserve-Antibiotikum Colistin in der Tierhaltung verboten wird. Hoffen wir, dass die EU-Kommission handelt.

Leider ist die Anwendung von vorbeugenden Antibiotika in der konventionellen Schweinehaltung Standard – vermutlich auch bei den anderen Tieren. Daran wird sich auch nichts ändern, solange beispielsweise Schweine auf Spaltenböden stehen. Dann atmen sie auch die Dämpfe ihrer eigenen und die der Exkremente ihrer Leidensgenossen ein und müssen zwangsweise vor Lungenentzündung geschützt werden. Bei uns verfüttert man Jahr für Jahr Hunderte Tonnen Antibiotika an Nutztiere anstelle sie nur bei Bedarf, also für kranke Tiere, einzusetzen. Die Folge ist die Verbreitung von multiresistenten Keimen, die auch Menschen gefährlich werden können. Setzt man dagegen auf bessere Haltungsbedingungen und Bio, kann man etwas gegen den übermäßigen Medikamenten-Einsatz tun und damit im Grunde Menschenleben retten, da infolgedessen keine antibiotikaresistenten Keime entstehen.

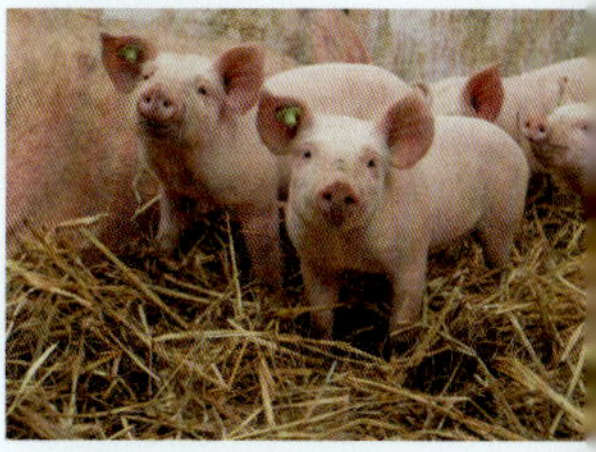
Ökologische Tierzucht

Leider erhalten nicht nur bei uns, sondern weltweit Menschen wie auch Tiere zu häufig Antibiotika. In der Tierhaltung behandelt man mit den unseligen Medikamenten oft nicht nur einzelne kranke Tiere, sondern ganze Tierbestände, oft sogar mehrmals, damit es wirklich wirkt. Das wäre durch entsprechende Haltungsbedingungen zu verhindern. Außerdem kommen Anwendungsfehler hinzu, beispielsweise die Dosierung und Behandlungsdauer betreffend. Das hat Folgen: resistente Bakterien nehmen weltweit rasant zu. Sie entwickeln Mechanismen, die sie unempfindlich gegen Antibiotika machen. Antibiotika werden auch als Wachstumsmittel in der Mast eingesetzt. Das ist zwar in der EU verboten, in der restlichen Welt aber meistens nicht.

Derzeit erkranken in der EU 670.000 Menschen im Jahr an Infektionen durch antibiotikaresistente Erreger, 33.000 Menschen überleben dies nicht. Das ist noch nicht alles: Laut Verbraucherzentrale NRW sollen es 2050 im Jahr 390.000 Todesfälle in Europa durch Resistenzen werden (s. Quellen: Verbraucherzentrale NRW e.V. Düsseldorf, 1/23). Man nennt diese unmerkliche Zunahme „stille Pandemie“. Dies beunruhigt mehr als die Hälfte der Verbraucherinnen und Verbraucher, aber gegen die milliardenschweren Verursacher ist man offensichtlich machtlos.

Resistente Erreger bleiben aber nicht nur in den Tierställen. Die Krankheitserreger gelangen zum Beispiel über Lüftungsanlagen in den Ställen in die Umgebung. Bei Tests hat man sie noch in 350 Metern Abstand in der Luft nachgewiesen, darüber hinaus 500 Meter vom Stall entfernt auf dem Boden. Und auch über die Gülle gelangt die unselige Fracht auf die Felder und schließlich auf unser Gemüse. Aber was wäre die Lösung? Das wäre gar nicht so schwierig und die ökologische Landwirtschaft macht das schon lange vor: Die Tiere dürfen keinesfalls vorbeugend, sondern nur im Krankheitsfall mit Antibiotika behandelt werden – das gilt vor allem für die Medikamente, die auch beim Menschen angewendet werden. Letzteres ist aber schwierig, da Bakterien auch Resistenzen gegen ähnliche Stoffe entwickeln.

Das betrifft selbstverständlich auch die sogenannten Reserve-Antibiotika, die man zur Not noch bei Infektionskrankheiten von Menschen einsetzt. Zur Erklärung: Wirken die üblichen Antibiotika nicht mehr, greift man auf Reserve-Antibiotika als allerletzte Möglichkeit zurück, um die Erreger zu bekämpfen. Der Verbraucherzentrale-Bundesverband kämpft dafür, dass Reserve-Antibiotika in der Tierhaltung verboten werden. Unverständlich ist nur, dass dafür gekämpft werden muss – für etwas, das doch eigentlich selbstverständlich sein sollte.

Problematisch sind die resistenten Bakterien, die bei Kontakten mit Tieren direkt auf Menschen übertragen werden können. Auch von Mensch zu Mensch ist dies möglich. Zusätzlich können resistente Keime Lebensmittel verunreinigen. Dies ist möglich, wenn es bei der Schlachtung oder in den Verarbeitungsbetrieben Hygienemängel gibt. Dann gelangen Bakterien möglicherweise auf Fleisch, Wurst sowie in die Milch. Sollten diese Produkte anschließend nicht entsprechend erhitzt werden, können die lebenden resistenten Keime in den Körper der Verbraucher gelangen. „75 Prozent der weltweit produzierten Antibiotika werden Tieren verabreicht." (s. Quellen: ORF Initiative MUTTER ERDE)

Wenn man sich vor den resistenten Keimen schützen möchte, rät die Verbraucherzentrale NRW (s. Quellen: Verbraucherzentrale NRW e.V. Düsseldorf, 1/23), Biofleisch, Biomilch und Bioeier zu kaufen, denn damit trägt man zur Verringerung des Antibiotikaeinsatzes bei. Beim ökologischen Landbau ist der Antibiotikaeinsatz stark reduziert. Dafür sorgen nicht nur die EU-Rechtsvorschriften. Es gibt auch Biolandwirte, die ganz bewusst auf den Einsatz bestimmter Wirkstoffe verzichten, die für die medizinische Behandlung von Menschen besonders wichtig sind (Reserve-Antibiotika). Dankenswerterweise werden deshalb in Ökobetrieben und Bio-Lebensmitteln kaum antibiotikaresistente Keime gefunden.

Tatsächlich tragen auch andere extensive – weniger intensive, auf hohe Leistung abzielende – Haltungsformen zu einer besseren Tiergesundheit bei. Deshalb werden auch dort in der Regel weniger Antibiotika eingesetzt. Das betrifft zum Beispiel Geflügelfleisch aus Freilandhaltung oder bäuerliche Freilandhaltung und Fleisch mit der Haltungsform Kennzeichen 3 und 4. Außerdem ist es wichtig, dass Verbraucherinnen und Verbraucher hygienisch mit tierischen und pflanzlichen Lebensmitteln im Haushalt umgehen. Leider kann man nicht ausschließen, dass diese möglicherweise mit Keimen – auch antibiotikaresistenten – verschmutzt sein können. Seiner Gesundheit zuliebe sollte man darauf achten, dass das Fleisch gut durchgegart ist und rohes Gemüse sowie Obst vor dem Verzehr sorgfältig gewaschen wird.

Erfreulicherweise gibt es ein Bündnis aus verschiedenen Organisationen der Human- und Veterinärmedizin sowie dem Verbraucher-, Umwelt- und Tierschutz, inklusive dem Bundesverband der Verbraucherzentralen (vzbv), das sich dafür einsetzt, dass für den Menschen wichtige Reserve-Antibiotika nicht in der industriellen Tierhaltung angewandt werden.

Hormone

Durch Zugabe von Sexualhormonen, die bis zu 30 Prozent mehr Fleischansatz garantieren, kann ein Drittel der Futtermenge eingespart werden und das Tier kann nach kürzerer Mastzeit geschlachtet werden. Aufgrund entsprechender Verbote sind die Rückstände bei uns eigentlich kein Problem mehr. Dagegen gehören in den USA und oft genug auch in Kanada Hormone zur Mast dazu. Dies geht sogar so weit, dass man inzwischen vermutet, dass die extreme Dickleibigkeit und der zugehörige unnatürliche Fettansatz zahlreicher US-Amerikaner mit auf diese Chemikalien zurückzuführen sind. Leider werden bei uns Hormone immer wieder im Importfleisch nachgewiesen.

Schädlingsbekämpfungsmittel

Umweltschutzgruppen wie Greenpeace oder die Ernährungshüter von „foodwatch" weisen schon seit langer Zeit auf die Rückstandsproblematik von Schädlingsbekämpfungsmitteln (Pestiziden) hin. Trotzdem werden Behörden und Industrie nicht müde, die Unbedenklichkeit des Verzehrs der schadstoffhaltigen Lebensmittel zu betonen. „Keine akute Gesundheitsgefahr", heißt es fast immer. Keine akute? Dann muss man aber wohl Dauerschäden befürchten? So gut wie immer wird darauf hingewiesen, dass die Proben ja nur selten über den Grenzwerten liegen. Wer aber legt diese fest und wie werden sie bestimmt? Hier spielen Tierversuche eine Rolle. Dass diese aber oft genug nicht auf den Menschen übertragbar sind, hat sich immer wieder gezeigt. Nicht umsonst werden deshalb sogar Medikamente immer mal wieder vom Markt genommen. Inzwischen hat man sogar einen „Summengrenzwert" oder „Orientierungswert" von 0,01 mg/kg Ware festgesetzt. Sollte Bioware darüber liegen, ist sie als Bioware nicht mehr absetzbar, egal ob Schadstoffe vom Nachbarfeld herüberwehten oder nicht.

Der Agrarwissenschaftler und Landwirt Felix Prinz zu Löwenstein, Vorstandsvorsitzender des Bundes Ökologische Lebensmittelwirtschaft (BÖLW) und Vorstandsmitglied des Forschungsinstituts für biologischen Landbau (FiBL), wird deutlich: „Als allererstes müssen wir aus den Insektiziden (Insektentötungsmittel) so weit wie möglich raus. Wir haben bei den Neonicotinoiden gesehen, dass Mittel, die schon zugelassen waren, hinterher verboten wurden, da die Unbedenklichkeit nicht stimmte. Wir müssen da raus, das ist eine Frage der Vorsorge und der Vernunft!"

Auch die Fischzucht ist nicht ohne

80 Millionen Tonnen Meerestiere holt die industrielle Fischerei jedes Jahr aus den Meeren der Welt. 35 Prozent der Meere sind überfischt und zusätzlich werden pro Jahr 38 Millionen Tonnen unerwünschter Beifang – meistens tot – ins Meer zurückgeworfen. Es handelt sich

um ein industrielles Milliardengeschäft. Dabei wären die sogenannten Stellnetze, die große Maschen aufweisen, damit nur ältere und gut essbare Tiere gefangen werden, besser als die sogenannten Grund- oder Bodenschleppnetze. Letztere zerstören Unterwasserlebensräume inklusive des Bodens und lösen daraus Sediment. Auf diese Weise wird eine Menge an Kohlendioxid erzeugt, die dem weltweiten Flugverkehr entspricht.

Leider erhalten wir kaum einheimischen Fisch, 88 Prozent der Tiere sind importiert. 20,6 kg Fisch wird pro Jahr im Weltdurchschnitt gegessen, in Deutschland sind es 13 kg. Das Johann Heinrich von Thünen-Institut – Bundesforschungsinstitut für Ländliche Räume, Wald und Fischerei – hat für den Bereich der Ostseefischerei überprüft, ob genug Fischnachwuchs nachkommt und warnt vor Überfischung. Sie drohen, dass eine Sperrung der Fischerei kommen wird. In den letzten Jahren findet man ca. 30 Prozent weniger Fische in den Weltmeeren. Die Dorschpopulationen sind um 51 Prozent eingebrochen, die der Heringe um 78 Prozent. Sie gelten als gefährdet.

70 Prozent der Fische, die wir essen, stammen von künstlichen Fischfarmen. Da die Tiere auf engem Raum gehalten werden, sind sie anfällig für Krankheiten und Läuse (gibt es auch bei Fischen). Die Folge: Man setzt Pestizide, Antibiotika und Desinfektionsmittel ein. Zur Entlausung werden spezielle Pumpboote eingesetzt. Die Tiere durchlaufen ein System, in dem sie entweder erhitzt oder in Chemikalien gebadet werden – die Reste davon landen auf unseren Tellern.

Mitarbeiter von Fischfarmen in Schottland erzählten in einer Sendung des ORF 2, dass sie selbst von dort keinen Fisch essen würden und sprachen von einem fetten, verseuchten Produkt. Die Fische dort seien derart vollgestopft mit Chemikalien, dass sie ihr kurzes Leben wie Zombies verbrächten. Sie berichten, dass es dort krankheitsbefallenen Zuchtlachs mit atemwegreizenden, krebserregenden und erbgutschädigenden Inhaltsstoffen wie Dioxinen, Polychlorierten Biphenylen (giftige organische Chlorverbindungen), künstlichen Farbstoffen und Formaldehyd gebe.

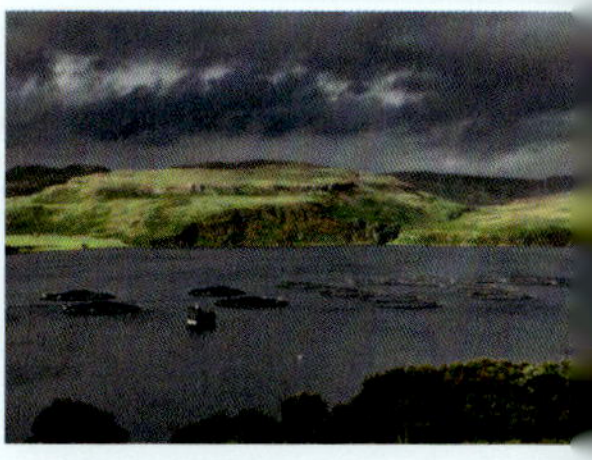

Schottische Fischfarm

Die Züchter selbst würden das nicht zugeben, im Gegenteil, die Organisation schottischer Lachszüchter behauptet, dass der Einsatz von Medikamenten durch die schottische Umweltbehörde geregelt und in den letzten 10 Jahren um die Hälfte gesunken sei, da die Ausgaben für Innovationen und alternative Behandlungen drastisch gestiegen sind. Dem Ganzen hat zum Beispiel Julius Palm (Geschäftsführer der nachhaltigen Lebensmittelmarke foolowfood) den Kampf angesagt. Er achtet darauf, nur fairen und Biofisch zu produzieren und hat damit Erfolg. Bei Biofisch ist er inzwischen Marktführer.

Empfehlenswerter Fisch und Alternativen

Beim Bioverband Naturland gibt es auch Fischzuchten. Dürfen konventionell 50 kg Fisch pro Kubikmeter Wasser gezogen werden, so sind es in der Bioproduktion nur 10 kg. Die Fische kommen vor der Weiterverarbeitung in frisches Wasser. 87 Prozent der Fische werden bei uns im Supermarkt gekauft. Wenn man nun einen Fisch haben will, der nachhaltig erzeugt wurde, sollte man auf die Verpackung achten. Dort muss die Herkunft des Tieres angegeben sein und auch, wie er gefangen wurde. Es gibt drei Siegel: Das ASC-Siegel für Aquakultur, das Biosiegel für artgerechte Tierhaltung und das MSC-Siegel für nachhaltig gefangenen Fisch. Die Siegel sind umstritten, aber sie bieten wenigstens einen Mindeststandard. Der WWF bietet mit seinem WWF-Fischführer (wwf-Fisch-Grafik4c.pdf) eine Übersicht für die bewusste Kaufentscheidung.

Der Vorteil der Zuchten an Land ist bei entsprechenden Vorsichtsmaßnahmen, dass keine Parasiten auftreten. Damit benötigt man auch keine Chemikalien gegen sie. Das Füttern mit Fischmehl versucht man auch durch Insektenprotein zu ersetzen. Alternative Fischzuchten liefern den Kot der Tiere an Biogasanlagen. In Bayern gibt es eine Garnelenfarm, die Honest Catch GmbH. Dort werden nur 80 Garnelen/m^2 gehalten. Sie brauchen auch 97 Prozent weniger Wasser und 49 Prozent weniger Landfläche. Inzwischen wird sogar an veganem Fischersatz geforscht, der auch Omega-3-Fettsäuren enthält: Mikroalgen. Nur die Zulassung ist noch problematisch: Das Verfahren dauert zwei Jahre.

Tiermehl und der Rinderwahnsinn

Die Rinderseuche BSE (der sogenannte „Rinderwahnsinn") kostete die EU damals rund 6 Milliarden Euro. Sie hätte auf Ökohöfen nicht ausbrechen können, da man dort grundsätzlich kein Tiermehl (im Folgenden treffender als Kadavermehl bezeichnet) an Kühe und andere Pflanzenfresser verfüttern darf. BSE (Bovine Spongiforme Enzephalopathie) entstand vermutlich, weil man Kadaver von Schafen, die an Scrapie (Traberkrankheit) gestorben waren, in Pulver verwandelte, nur mäßig erhitzte (um Geld zu sparen) und an strenge Vegetarier – nämlich Rinder – verfütterte.

Vieles ist im Zusammenhang mit BSE noch unbekannt oder wird verschleiert. Sogar bestimmte Pestizide gerieten in Verdacht, die Krankheit auszulösen. Ob BSE auf den Menschen übertragbar ist, wird immer noch von einigen bestritten. Man ist sich jedoch sicher, dass die neue Form der Creutzfeld-Jakob-Krankheit (CVJK) die menschliche Variante des Rinderwahnsinns ist. Hätte man damals, als 1987 die ersten Fälle von „Rinderwahnsinn" in Großbritannien auftraten, sofort gehandelt, dann hätte sich BSE nicht über ganz Europa und darüber hinaus verbreitet.

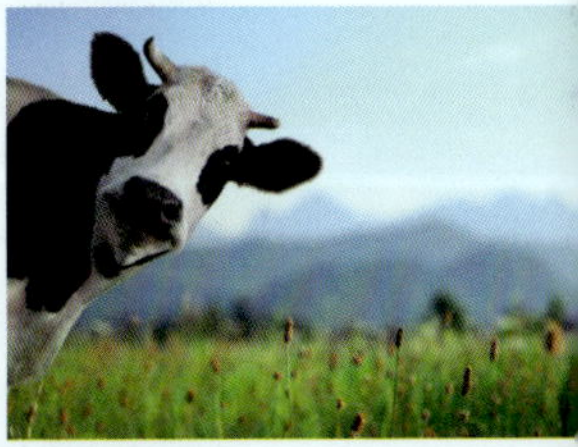

Wie groß die Gefahr der Ansteckung ist, lässt sich nicht beantworten. Betrachtet man die Anzahl der CVJK-Erkrankungen in England, wo alle BSE-infiziertes Fleisch bzw. tierische Bestandteile zu sich genommen haben – beispielsweise auch durch Gelatine in Tabletten – dann muss man realistischerweise sagen, dass Rauchen und Autofahren weitaus gefährlicher sind. Aber auch aus anderen Ländern sind Erkrankungen bekannt, die nach Ansicht von Fachleuten fast ausschließlich auf importiertes britisches Rindfleisch zurückzuführen sind. Als größter Risikofaktor gilt der Verzehr von Fast Food mit Separatorenfleisch-Bestandteil (Hamburger, Döner).

Bei Gelatine ist man sich nicht ganz so sicher. Manch Hersteller garantiert auch, nur Schweinegelatine zu verwenden. Da aber bekannt ist, dass Schweine zwar kein BSE bekommen, es jedoch übertragen können, ein eher fraglicher Versuch, der Gefahr auszuweichen.

Auch hier bietet echte Bio-Gelatine aus Bestandteilen von Biorindern oder -schweinen die größte Chance, der Krankheit auszuweichen.

In Europa sank die Anzahl der BSE-Fälle stetig. Nicht umsonst lassen einige asiatische Länder keine Gelatinekapseln in ihr Land einführen, wenn sie deutsche Medikamente importieren. Wenn man BSE ganz sicher vermeiden will, sollte man Biofleisch kaufen. Die Tiere dürfen nicht mit Kadavermehl gefüttert werden. Nur dieses Ökofleisch bietet die größtmögliche Sicherheit gegenüber dem BSE-Erreger. Bereits seit 1980 ist die Verfütterung von Kadavermehl auf Biohöfen verboten. Dazu kommt: Wenn die Theorie mit den Pestiziden stimmt, dann haben Sie bei den Ökoprodukten nochmals Glück, denn Biobauern dürfen keine verwenden. Und wer will schon Fleisch essen, das von Tieren stammt, an die Kadaver verfüttert wurden?

Das Tierwohlsiegel

2019 wurde das Tierwohlsiegel, das verschiedene Kennzeichnungen zusammenfügt, von diversen Handelsunternehmen eingeführt. Man findet es in den Supermarkttheken für Schweine-, Rind- und Geflügelfleisch sowie seit Anfang 2022 auch für Milchprodukte. Sie können sich die Kennzeichnung im Internet ansehen unter *https://haltungsform.de/*. Dort finden Sie auch eine genauere Aufschlüsselung je nach Tierart, die Sie sich herunterladen können: *2021021_ITW_Haltungskriterien_Tabellen-1pdf.*

Folgende 4 Stufen gibt es:

Haltungsform 1: „Stallhaltung“: gesetzliche Mindestanforderungen an die Tierhaltung mit üblichen Branchenstandards. In der Sendung Markt (s. Anhang: Quellen) wurde diese Haltungsform kommentiert mit „Schade um das Tier“.

Haltungsform 2: „Stallhaltung plus“: die Tiere erhalten Beschäftigungsmaterial und etwas mehr Platz als vorgeschrieben, bei Schweinen nur 10 Prozent mehr Fläche. Die Kriterien sind leicht umzusetzen und die Landwirte erhalten dafür Geld von der Initiative Tierwohl.

Haltungsform 3: „Außenklima“: Schweine bekommen 40 Prozent mehr Platz im Stall und Stroh als Einstreu (1,05 m^2 Fläche pro Schwein). Das Futter muss gentechnikfrei sein. „Beim Stall muss eine Front offen sein, damit ein frisches Lüftchen wehen kann“, so Öko-Test.

Haltungsform 4: „Premium“: Die Tiere dürfen nach draußen. Schweine erhalten beispielsweise doppelt so viel Platz wie gesetzlich vorgeschrieben, ähnlich ist es bei den anderen Tierarten. Zu dieser Haltungsform gehören ca. 50 verschiedene Siegel unterschiedlicher Träger. Mit dabei sind Bio-Fleisch und -Milch. Auf der Verpackung sehen Sie dann neben der Einstufung der Haltungsform auch das jeweilige Siegel. Auslauf ist vorgeschrieben und genmanipuliertes Futter ist verboten. 3,0 m^2/Schwein, bei 12 Schweinen ist es eine Fläche von 36 m^2. Es ist fast das Dreifache im Vergleich zu den anderen Haltungsformen.

Es gibt sogar Hinweise darauf, dass es sich positiv auf den Geschmack auswirkt, wenn die Tiere – wie bei Haltungsform 4 – weniger Stress ausgesetzt sind. Damit man erkennt, welcher Haltungsform das Fleisch in der Verpackung entstammt, wird die Nummer vergrößert dargestellt.

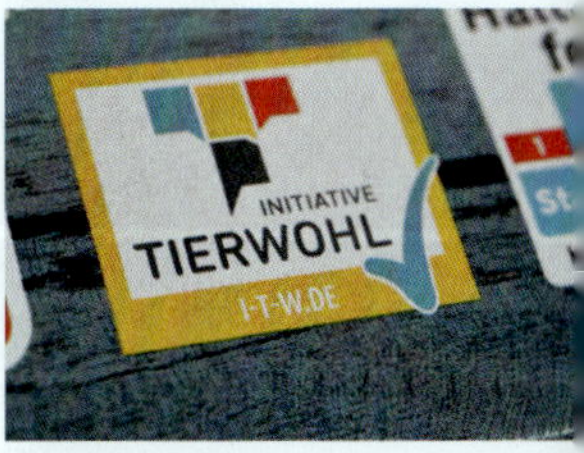

Tierwohlsiegel

Patrick Klein ist der Pressesprecher der Gesellschaft zur Förderung des Tierwohls in der Nutztierhaltung, die hinter diesem QS-Prüfzeichen steht, das „Qualitätssicherung vom Landwirt bis zur Ladentheke“ verspricht. Die entsprechende Prüfung und Einordnung ist Voraussetzung dafür, dass ein Erzeuger Fleisch an die Lieferanten der großen Handelsketten verkaufen kann. Die Einhaltung der entsprechenden Kriterien wird kontrolliert. Es soll auch ein staatliches Tierwohlsiegel kommen – hoffen wir, dass es leicht erkennbar sein wird, damit man schnell und unkompliziert erkennt, was einen beim Kauf erwartet!

Wie steht es tatsächlich um unsere Tierhaltung?

Der Sendung „Unkraut" des Bayerischen Rundfunks vom 26.7.2021 konnte man entnehmen, wie es um das Tierwohl bei der Fleischerzeugung bestellt ist: 87 Prozent der Fleischerzeugnisse, die wir essen, entsprechen der Haltungsstufe 1 oder 2. In den ersten Lebenstagen bekommen die Ferkel ihren Schwanz abgeschnitten, damit sie ihn sich nicht gegenseitig abbeißen können – aus Stress oder Langeweile. Die Ferkel sollen innerhalb von 6 Monaten ihr Schlachtgewicht von 100 kg erreichen. 90 Prozent haben keinen Auslauf. Die meisten Mastschweine werden auf Spaltenböden aus Beton gehalten. Diese Unterlage ist hart. Die Folge: Verletzungen, Geschwülste oder auch Deformation der Gliedmaßen.

Deutschland ist der größte Milcherzeuger der EU. 8.000 Liter Milch gibt eine Kuh im Jahr – vor 100 Jahren waren es 2.000 Liter. Zucht und Kraftfutter machen dies möglich. Jedes 5. Rind lebt in Anbindehaltung. Auch Puten und Hühner werden auf wenig Raum gehalten, um Kosten zu sparen. Das Ergebnis: Ein Tier wird krank und „alle erhalten Medikamente", so in der Sendung „Unkraut". Dass dies eine Ursache für das Auftreten multiresistenter Keime ist, sollte nicht nur Fachleuten klar sein.

Viele Verbraucher wollen billiges Fleisch – das Tierwohl spielt dann beim Einkauf meist keine Rolle mehr, obwohl laut Umfragen 92 Prozent das Wohl der Tiere für wichtig halten. Versuche, Produkte entsprechend gehaltener Tiere anzubieten, führten selten zum Erfolg. Die willigen Bauern mussten oft aufgeben. Schweine erhalten meist keinen Auslauf, leben in reizarmer Umgebung und Muttersauen verbringen einen Teil ihres Lebens in Kastenständen. Das Ergebnis sind Verhaltensstörungen und Krankheiten. Unser Tierschutzgesetz besagt, dass niemand ohne Grund einem Tier Schaden, Leid oder Schmerzen zufügen darf. Das gilt anscheinend nicht für alle. Dabei sind Schweine schlau und empfindsam, sogar klüger als Hunde, wie Studien belegen.

Ein Beispiel, wie man artgerechte Tierhaltung und wirtschaftlichen Erfolg verbinden kann, wurde auch im Rahmen der Sendung

„Unkraut“ vorgestellt: Maria und Markus Bogner (www.brotzeit-leben.de/) führen einen wunderschönen Biohof mit Namen Boarhof mit glücklichen Freiland-Schweinen, -Enten, -Weidegänsen und -Hühnchen sowie einer Herde Murnau-Werdenfelser-Rinder. Dazu gehört ein Hofladen und das Salettl-Hofcafé. Auch Obst- und Gemüseflächen findet man neben den Weiden. Somit scheint eine große Vielfalt Erfolg zu bringen.

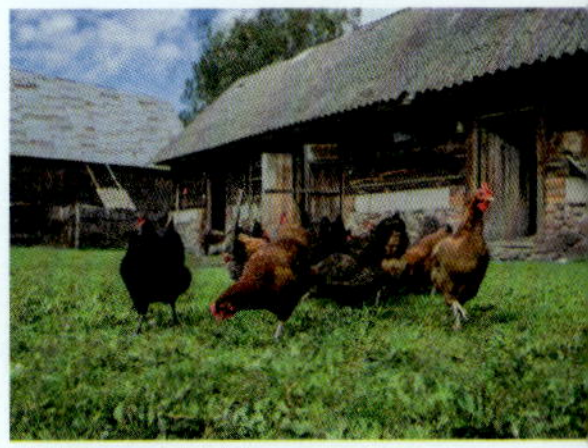

Artgerechte Hühnerhaltung

Die Herkunft der Produkte

Neben der Tierhaltung ist manchem Verbraucher möglicherweise auch die Herkunft wichtig – nicht zuletzt, um etwas gegen die Klimaveränderung zu unternehmen. Eigentlich müssen Supermärkte die Herkunft angeben: Bei Schweinen, Lämmern und Ziegen, inklusive Wurst und Lebensmitteln, die Fleisch als Zutat enthalten. Auch in der Gastronomie, muss gekennzeichnet sein, in welchem Land das Tier aufwuchs und geschlachtet wurde. An der Bedientheke gilt das nicht. Ausnahme ist hier Rindfleisch. Ist es unverarbeitet, muss auch dort die Herkunft angegeben werden und wo es gemästet, geschlachtet und zerlegt wurde. Für verarbeitetes Rindfleisch gilt dies nicht.

Unsere Regierung wartet bezüglich Kennzeichnung auf die EU. Die Fleischindustrie hat aber eine eigene Kennzeichnung entwickelt: 5xD (D für Deutschland). Das bedeutet: Das Tier wurde in Deutschland geboren, aufgezogen, gemästet, geschlachtet und zerlegt. Wichtige Zahlen rund um die Massentierhaltung hat Annette Dohrmann für Öko-Test zusammengestellt: So werden beispielsweise 73 Prozent aller weltweit verkauften Antibiotika für Tiere genutzt und nicht für Menschen, die krank sind (s. Anhang Quellen: Öko-Test Nr. 07, Juli 2022). Der wichtigste Eiweißlieferant im Tierfutter ist Soja – in der Intensivtierhaltung. Das sind 90 Prozent des weltweit angebauten Sojas. Dafür wird eine Fläche benötigt, die 3,5-mal so groß ist wie Deutschland. Außerdem haben sich die Anbauflächen für Soja seit 1990 verdoppelt. Auch der Wasserbedarf für die Tierhaltung ist interessant: 5.988 Liter werden für die Erzeugung von einem Kilogramm Schweinefleisch benötigt. Für dieselbe Menge Gemüse sind es 322 Liter.

Unglaublich, aber wahr: 100 Millionen Tiere verenden jedes Jahr in Deutschland, ohne dass ihr Fleisch gegessen wird. Sie sterben während der Mast oder man tötet sie aus wirtschaftlichen Gründen. Das bedeutet, dass summa summarum bereits während der Schweinemast 28 Prozent der Tiere nicht überleben. Leider ist es mit der tierfreundlichen Haltung nicht weit her: 97 Prozent der Schweine und 93 Prozent der Sauen werden auf Vollspalten- oder Teilspaltenböden gehalten. Trotz Bioanbau haben nur 1 Prozent der Schweine Zugang zu einem Auslauf, ca. 4 Prozent haben einen Außenklimastall.

2020 lebten die folgenden Tiere deutschlandweit in ökologischer Tierhaltung:

212.455 Tiere in 1.566 Betrieben, davon

1. 7,6 Prozent Rinder
2. 5,2 Prozent Hühner
3. 13,5 Prozent Schafe
4. 33 Prozent Ziegen.

Der Flächenbedarf für den Futteranbau ist enorm: Auf 9 Millionen ha wird Tierfutter in Deutschland angebaut. Es gibt 11,7 Millionen ha Ackerland bei uns. Davon werden 3,9 Millionen ha für Futtergetreide und Silomais benötigt. Dazu kommen 4,8 Millionen ha Weiden und Wiesen.

Schadstoffe in unverarbeiteten Lebensmitteln

Auch unverarbeitete Lebensmittel können Konservierungs- und Geschmacksstoffe sowie weitere Zusätze enthalten. Eigentlich sind unverarbeitete Lebensmittel frische Lebensmittel. Sie können jedoch getrocknet, erhitzt, gepresst, fermentiert oder gefroren sein oder werden. Zu leicht verarbeiteten Lebensmitteln zählen gemahlene und zerkleinerte Lebensmittel. Dazu gehören Gemüse, Pilze, Kräuter und Gewürze, Obst, Nüsse, Samen, Getreide und Mehl, Kartoffeln, Fleisch, Innereien, Fisch, Eier, Milch, Joghurt, Quark, Käse, Tee und Kaffee. Dazu kommen dann Salz, Zucker, Honig, Pflanzenöle, Essig, Getreidestärke und Backpulver. Sehen wir uns im Folgenden an, welche Stoffe mit diesen Lebensmitteln in Kontakt kommen und uns schaden können.

Lebensmittelzusatzstoffe und was man darüber wissen sollte

Was man so alles an Zusatzstoffen in „Lebensmitteln" findet, ist – freundlich formuliert – erstaunlich: Farbstoffe, um beispielsweise einen Fruchtanteil vorzutäuschen, künstliche und angeblich „natürliche" Aromastoffe, um Lebensmitteln Geschmack zu verleihen, Emulgatoren, um Fett und Wasser zu vereinen, Umrötehilfsmittel, um die Wurst schön rot zu bekommen, Benzoeharz oder Paraffin, damit die Äpfel schön glänzen und viele weitere. Mehr als 18 Kilo chemische Zusatzstoffe nehmen alle Deutschen pro Person durchschnittlich im Jahr zu sich. Die Industrie wird nicht müde, immer wieder neue zu entwickeln, und die EU lässt diese zu – etwa 7.500 findet man in gängigen Listen, etwa 311 davon sind mit E-Nummern bezeichnet.

Die Wirkung der wichtigsten Zusatzstoffe im Überblick:

Zusatzstoff	Wirkung
Antioxidationsmittel	Sorgen für längere Haltbarkeit, mehr dazu s. Antioxidans im Anhang, Lexikon.
Emulgatoren	Verbinden nicht miteinander vermischbare Inhaltsstoffe wie beispielsweise Öl und Wasser, Eiweiß und Luft. Man benötigt sie unter anderem für Schokolade, aber auch in Wurst, um Wasser einzulagern.

Farbstoffe	Machen Lebensmittel optisch ansprechender. Können beispielsweise Fruchtanteil oder Eigehalt vortäuschen.
Geliermittel (Feuchthaltemittel, Verdickungsmittel)	Binden Flüssigkeiten und verdicken bzw. verfestigen sie. Dadurch wird das Schmelzverhalten, z. B. beim Speiseeis, oder das Kaugefühl bei Süßwaren beeinflusst, Wasser in der Wurst wird „schnittfest". Manche Geliermittel binden wichtige Mineralstoffe wie Eisen, Zink oder Kalzium, sodass sie dem Körper nicht mehr zur Verfügung stehen.
Geschmacksverstärker	Verstärken den jeweiligen Geschmack der Lebensmittelinhaltsstoffe und prägen als Grundstoff standardisierter Würzmischungen den Normgeschmack von Fertigprodukten. Sie können dazu verleiten, mehr zu essen als man will und dadurch Übergewicht fördern. Dem Produzenten sparen sie teure Zutaten ein, denn mit ihnen schmeckt weniger nach mehr.
Konservierungsstoffe	Schützen vor Verderb oder Lebensmittelvergiftung, indem sie das Wachstum von Mikroorganismen (z. B. Bakterien oder Schimmelpilze), die in Lebensmitteln vorhanden sind oder Zugang zu diesen bekommen können, begrenzen, verzögern oder hemmen. Verwendung z. B. in gebackenen Lebensmitteln, Wein, Käse, geräuchertem Fleisch, Fruchtsäften, Margarine.
Pack- und Treibgase	Pressen zum Beispiel Lebensmittel aus der Verpackung wie Sahne aus Sprühdosen. Schützen vor Verderb, hemmen das Wachstum von Bakterien (z. B. bei Hackfleisch) und bewahren das Lebensmittel vor Druckbeschädigung, beispielsweise bei vorgeschnittenen Rohkostsalaten.
Überzugsmittel (auch Oberflächenbehandlungs- oder Glasurmittel)	Sollen Lebensmittel vor Geruchs-, Geschmacks- und Feuchtigkeitsverlusten schützen, den Glanz fördern oder die Frische verlängern. Dazu gehört Bienenwachs ebenso wie Polyvinylpyrrolidon.

Warum werden Zusatzstoffe überhaupt eingesetzt?

Zusatzstoffe haben in der Regel für die Verbraucherinnen und Verbraucher keine Vorteile – diese haben vorwiegend die Hersteller. Damit sie beispielsweise ein Lebensmittel besser verkaufen, helfen sie mit Farbe nach. Indem Konservierungsstoffe hinzugefügt werden, soll die Produktion verbilligt und Lagerung sowie Transporte vereinfacht werden. Beim Brotbacken mit Backmitteln kann man z. B. das Volumen vergrößern.

Die Hersteller von Bio-Lebensmitteln sind „verpflichtet, möglichst naturbelassene Rezepturen zu verwenden und den Einsatz von Zusatzstoffen auf ein Minimum zu beschränken“, so der Verband der Lebensmittelkontrolleure. In konventionellen Lebensmitteln sind mehr als 300 Zusatzstoffe erlaubt, bei Bio-Produkten nach der seit Januar 2022 gültigen EU-Öko-Verordnung nur 56. Zu diesen gehören nur Substanzen, die aus technologischen Gründen erforderlich sind oder „besonderen Ernährungszwecken“ dienen. Entsprechend dürfen zum Beispiel Farbstoffe und Geschmacksverstärker wie Glutamat nicht eingesetzt werden.

Aber es gibt auch Zusatzstoffe in Bioqualität, wie beispielsweise die Verdickungsmittel Johannisbrotkernmehl (E 410), Guarkernmehl (E 412), Tarakernmehl (E 417) und seit 2023 auch Gellan (E 418). Die einzelnen Öko-Anbauverbände sind strenger, als die EU-Ökoverordnung es vorschreibt. Das gilt beispielsweise für Naturland. Deren Verarbeitern stehen nur 22 Zusatzstoffe zur Verfügung. Bei Demeter sind es nur 19 Zusatzstoffe und das betrifft ausschließlich die Herstellung einzelner Produktgruppen.

Ein wichtiger Punkt sind Aromastoffe: so dürfen in Bio-Produkten nur natürliche Aromen eingesetzt werden, die zu 95 Prozent aus der namensgebenden Frucht bestehen. Das bedeutet, dass etwa Orangenaroma aus Orangen und Erdbeeraroma aus Erdbeeren stammen muss und nicht aus irgendwelchen Pilzkulturen und Ähnlichem. Bio-Herstellern ist nur die Verwendung von maximal fünf Prozent konventionellen Aromen erlaubt. Sie können die Aufnahme von E-Nummern begrenzen, indem Sie eher geringverarbeitete Produkte in Bioqualität kaufen und mit frischen Zutaten kochen.

Was sind eigentlich E-Nummern?

E-Nummern („E“ steht für Europa) gelten für alle Länder der Europäischen Union (EU), teilweise sogar weltweit und kennzeichnen erlaubte Zusatzstoffe. Sie sind in der Regel nicht als Nahrungsmittel frei verfügbar. Neben den vielen E-Nummern gibt es noch zahlreiche andere Substanzen ohne E-Nummern, z. B. ca. 2.700 Aromastoffe oder die sogenannten „Nicht-Zusatzstoffe“ oder „Technischen Hilfsstoffe“, die nicht aufgeführt werden müssen. Wurden etwa rohe Kartoffeln nach dem Schälen mit einem Mittel gegen das Braunwerden behandelt, so muss der Hersteller das auf der Verpackung für Kartoffelpüree-Pulver nicht angeben.

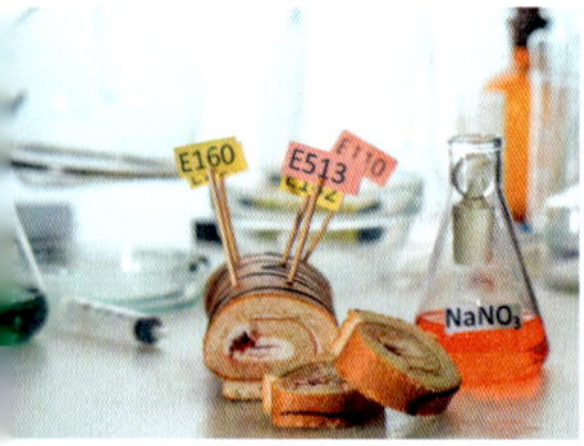

E-Nummern

Sind Zusatzstoffe gesundheitsschädlich?

Zusatzstoffe müssen auf ihre gesundheitsschädliche Wirkung getestet sein. Für die meisten Zusatzstoffe wird in Tierversuchen festgestellt, welche Mengen des Stoffes ein Mensch täglich zu sich nehmen kann, ohne gesundheitlichen Schaden zu nehmen. Die unschädliche Wirkungsdosis für Tiere wird meist nochmals auf ein Hundertstel reduziert. Man nennt dies dann den ADI-Wert (acceptable daily intake – erlaubte Tagesdosis).

Relativ sicher meinen Sie? Zum einen gilt die Unbedenklichkeit nur, wenn die Menge der Zusatzstoffe den zulässigen Bereich nicht überschreitet. Außerdem gibt es namhafte Ärzte, die von einer Belastung des Immunsystems sprechen bzw. von bestimmten Zusatzstoffen, von denen bekannt ist, dass sie tatsächlich krank machen – v. a. auch Kinder. Neurodermitis, Hyperaktivität, Allergien und Migräne sind Beispiele von Erkrankungen, die durch gewisse Zusatzstoffe zumindest gefördert, wenn nicht ausgelöst werden. Wechselwirkungen unterschiedlicher Stoffe untereinander und mit Umweltschadstoffen etc. kann man nur begrenzt testen. Immerhin nimmt das Expertengremium der EFSA (Europäische Behörde für Lebensmittelsicherheit) seit 2003 die Zusatzstoffe bei der Zulassung genau unter die Lupe. Sie untersuchen die neuen Stoffe biochemisch und auch in klinischen Studien.

Gibt es harmlose Zusatzstoffe?

Oh ja, sogar die gibt es. Etwa 160 Substanzen mit E-Nummern werden als harmlos angesehen. Für den Verbraucher ist es allerdings beim Einkauf schwierig, diese sofort zu erkennen. Ein praktischer Führer der Verbraucherzentrale kann Ihnen hier wertvolle Dienste leisten (Verbraucher-Zentrale Hamburg e. V. (Hrsg.): „Was bedeuten die E-Nummern? Lebensmittel-Zusatzstoffliste“, erhältlich bei jeder Verbraucherzentrale). Auch im Internet finden Sie reichlich Informationen (z. B. www.zusatzstoffe-online.de).

Im Führer der Verbraucherzentrale erkennen Sie auch diejenigen Zusatzstoffe, die für Öko-Lebensmittel zugelassen sind. Diese sind entweder als unbedenklich eingestuft oder sie sind natürlichen Ursprungs, d. h. man findet sie auch in völlig natürlichen Lebensmitteln oder sogar in unserer Atemluft: Sauerstoff (E 948), Kohlendioxid (E 290) und Stickstoff (E 941) gelten auch als Zusatzstoffe.

Unter den zahlreichen Farbstoffen, die üblicherweise zugesetzt werden, ist nur Kreide für Öko-Lebensmittel zugelassen, als Konservierungsstoffe sind nur Schwefel im Wein und Pökelsalz in der Wurst, Milchsäure, die sogar in unserem Körper gebildet wird, Apfelsäure, die Sie in jedem Apfel finden, Kohlensäure und Vitamin C (chemische Bezeichnung Ascorbinsäure) erlaubt. Außerdem finden Sie in Öko-Lebensmitteln Vitamin E (chemisch Tocopherol), Lecithin (kommt in jeder lebenden Zelle vor) und viele ähnliche Zusatzstoffe, die entweder absolut unbedenklich sind oder in der Natur sowieso vorkommen. In Bio-Lebensmitteln finden Sie keine Geschmacksverstärker und keine künstlichen Aromastoffe. Sie nutzen zudem nur ein Sechstel der zugelassenen E-Nummern.

Wie geht man am besten mit den Zusatzstoffen um?

Generell gilt: So wenig Zusatzstoffe und so harmlose wie möglich sind die beste Voraussetzung für eine allergenarme Ernährung. Dies gelingt am besten, wenn man wenig Fertiggerichte (z. B. Fertigsuppen und -kuchen, Dosenmahlzeiten), also wenig verarbeitete Lebensmittel kauft. Fertigprodukte sind oft mit zahlreichen

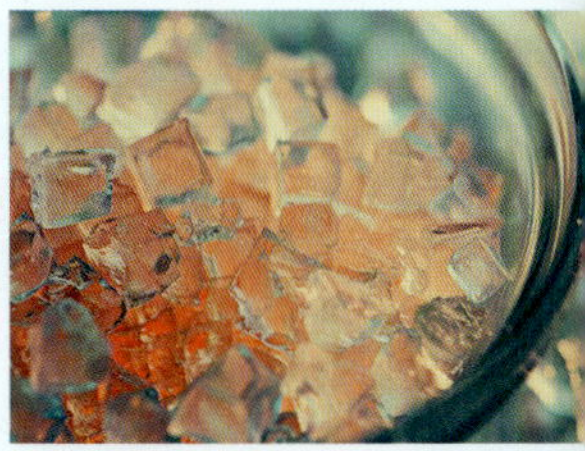

Lebensmittelzusatzstoffe

Zusatzstoffen versehen, leicht zu erkennen an der langen Liste im Zutatenverzeichnis. Aromen oder Geschmacksverstärker beeinflussen unser natürliches Geschmacksempfinden. Am besten so wenig wie möglich davon „genießen".

Zusatzstoffe, vor denen gewarnt wird

Trotz EU-Zulassung raten Verbraucherzentrale, Öko-Test oder die Stiftung Warentest bei folgenden Zusatzstoffen (s. Tabelle) generell vom Verzehr ab, da sie die Gesundheit beeinträchtigen können. Bei 12 Stoffen liegen hierfür konkrete Hinweise vor. Dabei reichen die gesundheitlichen Beeinträchtigungen von Übelkeit und Erbrechen bis zu Stoffwechselstörungen oder Erstickungsanfällen bei Kindern. Unter folgender Internetadresse der Verbraucherinitiative können Sie Genaueres zu dem jeweiligen Zusatzstoff nachlesen: www.zusatzstoffe-online.de/zusatzstoffe/

Zusatzstoffe, die gesundheitlich als bedenklich gelten:

Substanz	Enthalten bzw. erlaubt	Gesundheitsgefahren
E 104 (Chinolingelb): gelber Farbstoff	in gelb gefärbten Lebensmitteln mit Angabe E 104 im Zutatenverzeichnis	Unter Verdacht, Krebs auszulösen, in den USA verboten, in Einzelfällen allergieauslösend, seit 2010 muss folgender Hinweis auf dem Etikett stehen: „kann die Aktivität und Aufmerksamkeit von Kindern beeinträchtigen".
E 123 (Amaranth): roter Farbstoff	in Likören, Spirituosen und Kaviar	In den USA verboten, in bestimmten Fällen allergieauslösend bzw. pseudoallergische Reaktionen hervorrufend.

E 127 (Erythrosin): rosaroter Farbstoff	nur für Cocktailkirschen, kandierte Kirschen oder Kaiserkirschen in Obstkonserven mit Kirschanteil, Arzneimitteln und Lippenstiften zugelassen	Irritation der Schilddrüsenfunktion möglich, in Einzelfällen allergieauslösend, kann möglicherweise die Blut-Hirnschranke überwinden.
E 284 und 285 (Borsäure und seine Natriumverbindung): Konservierungsstoffe	nur noch für echten Kaviar zugelassen (Störrogen), auch in Kosmetika (für Kinder über 3 Jahren) und bestimmten Textilien	Reichern sich im Körper an und verursachen bei langfristiger Aufnahme Durchfälle und innere Organschäden, ein Gegenmittel ist unbekannt.
E 385 Calciumdinatriumethylendiamintetraacetat (Calcium-Dinatrium-ETDA): Antioxidationsmittel und Komplexbildner	nur für Dosen und Glaskonserven, Halbfettmargarine und gefrorene Krebstiere zugelassen	Bindet Mineralstoffe und kann dadurch zu Beeinträchtigungen im Stoffwechsel führen. Für Kinder unter 2 Jahren definitiv ungeeignet.
E 407 (Carrageen, Zusatzstoff aus Rotalgen)	als Gelier- und Verdickungsmittel, Stabilisator	Kann Darmentzündungen hervorrufen bis hin zu Krebs. Besser Lebensmittel, die Carrageen enthalten, nicht in Kinderhände geben.
E 425 (Konjak): Gelier- und Verdickungsmittel sowie Füllstoff	beispielsweise in Glasnudeln oder fernöstlichen Spezialitäten, verboten für Gelee-Süßwaren in Deutschland	Bei Aufnahme größerer Mengen Durchfall, Blähungen und Bauchschmerzen möglich, verringert möglicherweise die Aufnahme von Vitaminen aus der Nahrung.

E 512 (Zinn-II-Chlorid): Antioxidationsmittel und Farbstabilisator	nur für Dosen- und Glaskonserven mit weißen Gemüsesorten, um die helle Farbe zu erhalten	In hohen Mengen Übelkeit und Erbrechen möglich.
E 951 (Aspartam)	als Süßstoff	Gilt in höheren Dosen als krebserregend.
E 999 (Quillajaextrakt): Süßstoff	nur für aromatisierte, nicht-alkoholische Getränke auf Wasserbasis (z. B. Ginger Ale) oder Apfelwein (Cidre) zugelassen	Enthält pflanzliche Wirkstoffe (Saponine), die nur dann schädlich sind, wenn sie in die Blutbahn gelangen.

Die Stiftung Warentest hat bei Phosphaten Bedenken. Sie konservieren, wirken als Antioxidantien, Säuerungsmittel, Emulgator, Rieselstoffe etc. Man findet sie als E 338 – 341 sowie E 450 – E 452 in vielem, was Kindern schmeckt: Back- und Süßwaren, Wurst, Schmelzkäse, Milchspeisen, Limos und Cola-Getränke. Eigentlich sollte der Zusatz von Phosphaten möglichst gering sein, um das Phosphat-Kalzium-Verhältnis und damit die Knochenstabilität nicht zu gefährden.

Eine amerikanische Studie stellte fest, dass sportliche Mädchen, die viel Cola tranken, 5-mal häufiger Knochenbrüche erlitten als Mädchen, die lieber Mineralwasser tranken. Auch bei anderen Teenagern, die die sprudelnden Softdrinks bevorzugen, war das Risiko für Knochenbrüche erhöht.

Auch das Zappelphilipp-Syndrom soll zumindest teilweise auf eine hohe Phosphatzufuhr zurückgehen. Beweisen konnte man das zwar nicht, jedoch führten Diäten ganz ohne Zusatzstoffe – also Selbstgekochtes – bei den betroffenen Kindern häufig zur Besserung.

Oft werden Würsten Phosphate zugesetzt. Dort wirken sie als Stabilisatoren, die das Wurstbrät geschmeidiger machen. Gefährlich ist Phosphat vor allem für Menschen mit beeinträchtigter Nierenfunktion. Viele Zusatzstoffe werden gentechnisch hergestellt. Hier weiß man noch nicht sicher, ob dies eine gesundheitsschädliche Wirkung haben kann oder wird.

Legal versteckte Substanzen

Seit Januar 2003 regelt ein EU-weites Gesetz, was alles auf dem Etikett eines verpackten Lebensmittels stehen muss – und was nicht. Die drei wichtigsten Regeln hierfür lauten: Wenn die zugesetzte Substanz nur für den Herstellungsprozess von Nutzen ist, also eine sogenannte „technologische Wirkung" hat, braucht sie im Endprodukt nicht mehr erwähnt zu werden. Beispiele sind Enzyme (s. Anhang, Lexikon), die das Produkt luftig und locker aufgehen lassen.

Bei folgenden Lebensmitteln brauchen gar keine Zutaten angegeben zu werden: einzeln verkaufte Zuckerfiguren, Lebensmittel in sehr kleinen Verpackungen, deren größte Einzelfläche weniger als 10 cm^2 benötigt. Bei lose verkauften Lebensmitteln wie Brötchen oder Aufschnitt genügen Gruppenbezeichnungen wie beispielsweise „Farbstoffe" oder „Konservierungsstoffe". Werbung auf Infoblättern oder Plakaten hingegen muss die Details enthalten.

Aromastoffe – Vorsicht Geschmack!

Erdbeerjoghurts, die fruchtiger schmecken, als die Erdbeere selbst, Gulasch, das würziger ist als das selbst gekochte: Aromastoffe prägen unseren Geschmack und unser Essverhalten. Dabei unterscheidet man künstliche, naturidentische und „natürliche" Aromen. Finden Sie nur den Begriff „Aroma" im Zutatenverzeichnis, so ist das ein künstliches Produkt. „Natürliche" Aromen müssen zwar aus natürlich vorkommenden Rohstoffen gewonnen werden, aber das müssen nicht diejenigen sein, nach denen sie schmecken. Erdbeeraroma kann zum Beispiel auch aus Holzfasern hergestellt werden. Die Basis für Pfirsich-, Kokos- und Apfelaroma können Schimmelpilzkulturen sein oder Lignin aus der Papierherstellung.

Nicht nur das: bei der Herstellung der Aromen (entsprechend 10–20 Prozent der Mischung) dürfen zudem Lösungsmittel, Füllstoffe,

Geschmacksverstärker und Konservierungsstoffe oder auch gentechnisch veränderte Organismen (GVO) zum Einsatz kommen, die nicht aufgeführt werden müssen. Sogar Alkohol kann man deshalb in mancher Kindernahrung und anderen Lebensmitteln finden, was trockene Alkoholiker vor eine echte Herausforderung stellt. Auch eine ständige Gewöhnung an den Alkoholgeschmack kann man nicht als positiv bezeichnen.

Mit einem einzigen Gramm Aroma versetzt man ein Kilogramm Lebensmittel mit künstlichem „Flair". Ein Aroma besteht aus ca. 50–150 unterschiedlichen Bestandteilen. Damit kann fast jede Geschmacksvariante künstlich erzeugt werden, an die man sich dann so gewöhnt, dass man das künstliche Aroma für natürlich hält. Insbesondere Kinder sind hiervon betroffen. Durch den intensiven Geschmack werden auch Erwachsene dazu verführt, zu viel zu essen. Damit begünstigt man Übergewicht. Dass durch manche Aromastoffe (z. B. Zimtaldehyd) Allergien ausgelöst werden können, ist ein zusätzliches Problem. Die Verbraucherzentrale betont: „Über mögliche, negative gesundheitliche Auswirkungen ist wenig bekannt, da es kaum neutrale Langzeitstudien gibt."

Schadstoffe in verarbeiteten und zubereiteten Lebensmitteln

Unter verarbeiteten Lebensmitteln versteht man geräucherte, gepökelte, gebackene, konservierte und vergorene Lebensmittel. Vergoren bedeutet, mit Bakterien oder Pilzen behandelte Lebensmittel. So wird Milch durch Milchsäurebakterien zu Joghurt, Weintraubensaft durch Hefen zu Wein. Auch frisch gebackenes Brot und Brötchen, gereifter Käse, aber auch Konserven von Gemüse, Obst oder Fisch gehören dazu. Meist handelt es sich hier um bereits kombinierte Lebensmittel aus drei bis vier Zutaten. Dafür sind verschiedene Konservierungs- oder Kochmethoden sowie Gärungsprozesse erforderlich. Man isst sie eher in kleinen Mengen (Joghurtbecher) einzeln oder kombiniert.

Leider findet man immer wieder Mineralöle in Speiseölen oder verarbeiteten Fleischprodukten. Sie stammen wahrscheinlich aus den Schmierstoffen für die Maschinen, die bei der Produktion der jeweiligen Lebensmittel eingesetzt werden. Wenn man ein Produkt haben will, das frei davon ist, bleibt nichts Anderes übrig, als Testurteile zu lesen.

Dazu kommen die Schadstoffe, die aus der Verpackung in die Lebensmittel wandern. Zusätzlich können aus dem Küchengeschirr zum Beispiel Schwermetalle in das Lebensmittel gelangen. Auch über die Erhitzung des Fetts, zum Beispiel beim Grillen, können noch ungesunde Substanzen entstehen. Schließlich können durch Lebensmittelverderb Bakterien (Salmonellen) oder Schimmelpilze und deren krebserregende Substanzen (Aflatoxine) in unsere Nahrung gelangen.

Die Verpackung

Bereits seit Jahrzehnten ist man es gewöhnt, von Schadstoffen in Lebensmitteln zu hören. Kommen nicht auch durch Lebensmittelverpackungen problematische Inhaltsstoffe in das Nahrungsmittel? Hat man sich nicht schon manches Mal überlegt, ob das so völlig unbedenklich ist, wenn das Wasser den Geschmack der Plastikverpackung angenommen hat und es seltsam schmeckt?

Die Verpackung sollte das Lebensmittel nicht beeinträchtigen

Wer will schon gesundheitsschädliche Chemikalien in Koch- und Essgeschirr sowie in Lebensmittelverpackungen? Die meisten würden diese nicht weiter nutzen, wenn sie befürchten müssten, dass sie gesundheitsschädlich sind. „Verbraucher müssen besser über Chemikalien aus Lebensmittelkontaktmaterialien informiert und vor Schadstoffbelastungen geschützt werden.“, fordert Klaus Müller, der Vorstand des VZBV (Verbraucherzentrale Bundesverband).

Bei der Verpackung ist nicht nur wichtig, dass das Lebensmittel gut verschlossen ist. Es muss auch gewährleistet sein, dass keine Schadstoffe von der Hülle ins Nahrungsmittel übergehen und damit der Geschmack und die Gesundheit beeinträchtigt wird. Auch wertvolle Inhaltsstoffe können theoretisch reduziert werden, und das Lebensmittel bei ungeeigneter Verpackung zu schnell verderben. Prinzipiell können Lebensmittel – vor allem Säfte und andere Flüssigkeiten – Substanzen aus der Umhüllung lösen, sodass man z. B. mit dem Saft deren Bestandteile mitisst bzw. -trinkt. Hier spricht der Gesetzgeber ein Wörtchen mit: Nur zugelassene Materialien dürfen für die Verpackung eines Lebensmittels verwendet werden und auch weitere Vorschriften sind zu beachten. Substanzen, die in das Lebensmittel übertreten können, dürfen nicht gesundheitsschädlich sein.

Grundsätzlich ist es dennoch möglich, dass Verpackungsmaterialien eine ganze Reihe von Stoffen enthalten, die möglicherweise in das Lebensmittel wandern. Das sind Klebstoffe, Weichmacher, Druckfarben und Co., um nur einige zu nennen, die mit Lebensmitteln während ihrer Herstellung, Verpackung, Lagerung, Zubereitung und dem Verzehr in Berührung kommen. Man nennt sie Lebensmittelkontaktmaterialien. Ob und in welchem Ausmaß Inhaltsstoffe von der Verpackung ins Lebensmittel übergehen, hängt auch von Faktoren wie der Lagerdauer, -temperatur und den Lebensmitteleigenschaften ab. Leider bietet auch das Bio-Kennzeichen und Materialien wie Bambus keine Garantie dafür, dass die Verpackung unbedenklich ist. Vor allem Kinder und Jugendliche müssten besser geschützt werden, da sie auch besonders mit den Materialien in Kontakt kommen.

Daten über Kombinationswirkungen verschiedener Substanzen fehlen

Leider fehlen ausreichende Daten über Kombinationswirkungen verschiedener Substanzen, die in das Lebensmittel übergehen können und auch Abbauprodukte, also Substanzen, die bei Abbau oder Zerfall einer Substanz entstehen, können gesundheitsschädlich sein. Ob beispielsweise auch hormonähnliche Wirkungen möglich sind, wird sich erst herausstellen.

Man weiß zum Beispiel, dass bei Flüssigkeiten, die in PET-Flaschen abgepackt sind, Geschmacksbeeinträchtigungen auftreten können. Dies schmeckt man natürlich vor allem bei Wasser. Säfte mit intensiverem Aroma verbergen diese Geschmacksänderung. Plastikflaschen von Mineralwässern sind hier problematisch: Sie können beispielweise Acetaldehyd enthalten, das im Verdacht steht, erbgutschädigend und krebserregend zu sein. Die Stiftung Warentest stellte bei einem Produktvergleich fest, dass die Hälfte der verkosteten Wässer nach „Acetaldehyd, Kunststoff, Karton oder anderen Fremdstoffen" schmeckt. Erstaunlicherweise schneidet schlichtes Leitungswasser besser ab, da es – man lese und staune – strengeren Schadstoffgrenzwerten genügen muss als abgefüllte Ware.

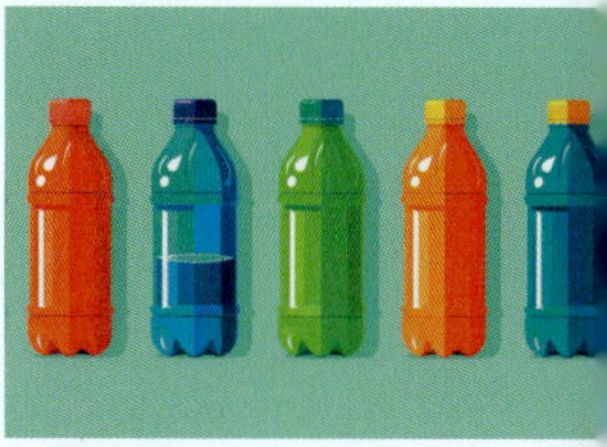

PET-Flaschen

Fachleute wissen außerdem, dass die Rezepturen bei Säften, die in Verbundkartons abgegeben werden, an die Verpackung angepasst werden müssen. Bei einer vergleichenden Untersuchung an der Universität Graz von Multivitaminsäften in Glas- und Kunststoffverpackung schnitt erstere bezüglich des Geschmacks deutlich besser ab.

Die Verpackungsmaterialien

Glas (wird aus Sand hergestellt) ist praktisch das einzige Verpackungsmaterial, das nicht mit dem Lebensmittelinhaltsstoff in Wechselwirkung tritt – auch nicht, wenn der Inhalt erhitzt wird (z. B. beim Pasteurisieren von Milch). Es gibt keine Bestandteile an den Inhalt ab, die den Geschmack oder die gesundheitliche Unbedenklichkeit beeinträchtigen könnten. Es wird nicht vom Lebensmittel angegriffen (auch dann nicht, wenn es sich z. B. um Essigsäure handelt) und es korrodiert nicht, wenn man es über sehr lange Zeitspannen aufbewahrt. Auch kann nichts durch Glas verdunsten, auch keine Geschmacksstoffe. Es bildet eine vollständige Barriere für Flüssigkeiten aller Art, auch für Mikroorganismen (z. B. Bakterien, Viren, Mikropilze etc.).

Verbundkartons, die aus Karton und Polyethylen (PET) bei Frisch- und H-Milch sowie Säften zusätzlich aus Aluminium bestehen, sind nicht so sicher wie Glas. Sie haben den Vorteil, wesentlich leichter zu sein, aber Stoffe aus dem Verpackungsmaterial können in die Flüssigkeit wandern. Selbstverständlich gibt es auch hier Grenz- und Toleranzwerte, an die sich die Hersteller halten müssen.

Polyethylen ist undurchlässig für Flüssigkeiten, lässt aber Gase, Aromastoffe und ätherische Öle hindurch. Daher wird es als äußerste und innerste Schicht verwendet und kommt damit am intensivsten mit dem Lebensmittel in Kontakt. Es wird aus Erdöl und Erdgas gewonnen. Wird es für Getränkekartons verwendet, darf es keine gesundheitsgefährdenden Inhaltsstoffe aufweisen, vor allem keine Schwermetallverbindungen mit Cadmium oder Blei. Auch für andere Stoffe, die in das Lebensmittel gelangen können, sind Grenzwerte festgelegt. PET kann auch allein als sog. PET-Flasche Verwendung finden, mit denselben Problemen, wie vorher angeschnitten.

Weichmacher

98 Prozent der Weichmacher findet man in PVC. Das weiche Silikon enthält sie nicht. Obwohl sie in Lebensmittelverpackungen selten eingesetzt werden, findet man Phthalat-Weichmacher in den PVC-Dichtungen einiger Schraubglasdeckel. Sicher können Sie bei folgenden Kunststoffen sein, die immer ohne flüchtige Weichmacher auskommen:

- PE (Polyethylen), das man oft am Recyclingcode 02 oder 04 erkennt
- PP (Polypropylen), häufig am Recyclingcode 05 zu identifizieren

In PET-Getränkeflaschen findet man keine Weichmacher.

Schaden Weichmacher der Gesundheit?

Vor allem Weichmacher der Gruppe der Phthalate sind gesundheitsschädlich. Sie können die Leber, Nieren und Hoden angreifen. Bei einigen Phthalaten, zum Beispiel DEHP (Di(2-ethylhexyl)phthalat) wurde eine hormonartige Wirkung nachgewiesen. So können sie die Fortpflanzung sowie die Entwicklung des Kindes im Mutterleib beeinträchtigen (Verbraucherzentrale: Gefahren für die Gesundheit durch Plastik. Verbraucherzentrale NRW e.V. Düsseldorf, 4/22; www.verbraucherzentrale.de/wissen/umwelt-haushalt/wohnen/gefahren-fuer-die-gesundheit-durch-plastik-7010). Die Phthalat-

Weichmacher können sogar in die Raumluft entweichen und durch Flüssigkeiten wie dem Speichel, insbesondere aber durch Fett gelöst und in den Körper aufgenommen werden. Bei Lebensmittelverpackungen sind sie nur mit Einschränkungen zugelassen, oder die Hersteller müssen Grenzwerte bezüglich des Übergangs auf den Inhalt beachten.

Was ist Bisphenol A (BPA)?

Bisphenol A wurde vor allem dadurch bekannt, dass es in sehr vielen Produkten für Verbraucher, wie etwa dem Mikrowellengeschirr, enthalten ist. Es handelt sich um einen Grundbaustein des Kunststoffs Polycarbonat. Wird es erhitzt oder der Kunststoff nicht sorgfältig produziert, kann es sich daraus lösen. BPA schädigt möglicherweise das Hormonsystem und kann infolgedessen vorwiegend in sensiblen Entwicklungsphasen bei Kindern Schäden verursachen. Daraus kann beispielsweise eine gestörte Geschlechtsentwicklung und Zeugungsunfähigkeit folgen. Außerdem kann Bisphenol A die Leber, Nieren und Brustdrüsen schädigen. Aufgrund dieser Probleme wurde BPA im Januar 2018 in die Liste der besonders besorgniserregenden Stoffe aufgenommen.

Wo findet man BPA?

Dieser Kunststoffzusatz wurde ehemals zur Produktion von Babyfläschchen aus Polycarbonat eingesetzt. Dies darf man inzwischen nicht mehr. Ausweichen kann man auf Babyflaschen aus Polypropylen (PP) und aus Glas, die keine Weichmacher enthalten. Leider ist es immer noch in der Kunstharzbeschichtung von Konserven- oder Getränkedosen zugelassen.

Plastik, das möglicherweise BPA enthält, erkennt man meist an dem Kürzel PC (Polycarbonat). Die Substanz ist fettlöslich. Um sich zu schützen, sollte man fetthaltige Lebensmittel nicht in Plastikverpackungen aus unbekannten Kunststoff-Materialien aufbewahren und definitiv nicht darin erwärmen.

Finden Sie „BPA frei“, z. B. auf Getränkeflaschen, ist leider trotzdem nicht sicher, dass Sie ein gesundheitsverträglicheres Produkt gekauft haben. Der Grund: Zum Teil wird dann ersatzweise zum Beispiel Bisphenol S oder Bisphenol F verwendet. Auch diese haben in Zellkultur- und Tierversuchen ähnliche Gesundheitsschäden verursacht.

Untersuchung ergab: Unbekannter Chemiemix nicht nur in Flaschen

Die Verbraucherzentrale (s. Anhang, Quellen) berichtet von einer Laborstudie der Forschungsgruppe PlastX. Dort wird berichtet, dass viele Alltagsgegenstände wie Joghurtbecher und Trinkflaschen aus einem regelrechten Chemiemix bestehen. Diese Ergebnisse wurden der Öffentlichkeit im September 2019 vorgestellt.

Die Forschenden untersuchten 34 Gegenstände und entdeckten, dass in Dreiviertel der Testprodukte Stoffe enthalten waren, die im Laborversuch Zellen schädigten. Sie konnten auch von mehr als 1.400 entdeckten Chemikalien nur 260 identifizieren. „Das heißt, wir wissen zum Großteil nicht, womit wir es in den Kunststoffprodukten zu tun haben. Und wenn wir die Chemikalien nicht kennen, können wir auch nicht bestimmen, ob sie sicher für Mensch und Umwelt sind.“, konnte man von der Erstautorin der Studie, Lisa Zimmermann, erfahren.

Wann immer es möglich ist, sollten Sie Lebensmittel ohne Verpackung einkaufen (s. Kapitel „Unverpackt-Läden“). Die Verbraucherzentrale weist darauf hin, dass nicht einmal sogenannte biobasierte Kunststoffe wie Polymilchsäure, Papier und Karton zwingend sicherer sind. Auf keinen Fall sollte man Lebensmittelverpackungen aus Kunststoff erhitzen, denn dann können Chemikalien noch leichter auf den Inhalt übergehen. Problemlos sind lediglich zwei von acht untersuchten Kunststoffen: HDPE und PET. Weiß man nicht, aus welchem Material der Joghurtbecher hergestellt ist, besser Joghurt in Pfand-Gläsern kaufen.

Bei Lebensmitteln erwarten wir keine Chemie in der Verpackung. Dies ist am besten bei Glasverpackungen gewährleistet. Insbesondere Mehrwegsysteme bieten hier zusätzliche Umweltschutzvorteile. Vergleichende Untersuchungen zwischen Glas und anderen Verpackungsmaterialien ergaben keine Vorteile für Alternativen. Ob die Grenzwerte für andere Materialien auf Dauer niedrig genug sind, wird die Zukunft zeigen.

Aluminium als Verpackungsmaterial

Aluminium kennt man als Verpackungsmaterial und Küchenhelfer – Stichwort Alufolie. Es ist eine gute Sauerstoff- und Feuchtigkeitsbarriere, kälte- und hitzebeständig, leicht und recyclingfähig. Aufgrund dieser wertvollen Eigenschaften wird es häufig im Alltag verwendet. Aber es kann auch der Gesundheit schaden, obwohl man ursprünglich meinte, dass Aluminium harmlos sei. Heute weiß man jedoch, dass sich möglicherweise Aluminium-Ionen aus Verpackungen lösen und ins Lebensmittel gelangen können. Entsprechend hält das Bundesinstitut für Risikobewertung (BfR) eine gesundheitliche Belastung durch hohe Aluminium-Aufnahmen für möglich. Genauer kann man es aber derzeit noch nicht sagen.

In den USA wurden die Aluminiumdeckel schon vor 40 Jahren durch Kunststoffdeckel ersetzt. Das hat noch einen weiteren Vorteil: Man kann die Behälter öffnen und schließen, sodass es kein Problem ist, nur die Hälfte, weniger oder mehr des Produkts, wie zum Beispiel Joghurt, zu essen. Hat man genug, ab in den Kühlschrank. Das beugt Lebensmittelverschwendung vor.

Welche gesundheitlichen Risiken birgt Aluminium?

Nimmt man Aluminium über die Nahrung auf, so gilt das Metall nicht als akut giftig. Normalerweise scheidet man es zum großen Teil über die Nieren wieder aus. Leider kann es sich aber im Laufe des Lebens vorwiegend im Skelettsystem ablagern. Dann wird es nur sehr langsam wieder ausgeschieden. Auf diese Weise kann es gemäß BfR dann das Nervensystem sowie Nieren und Knochen schädigen. Außerdem stört Aluminium das Gleichgewicht von Spurenelementen wie Magnesium und Eisen im Körper.

Da Vorsorgen immer besser ist, sollte man versuchen, den Grenzwert der EFSA einzuhalten: Nur 1 mg Aluminium je Kilogramm

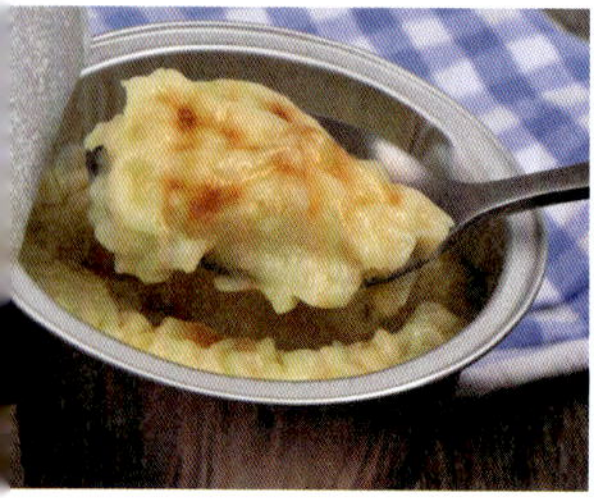

Aluminiumverpackung

Körpergewicht und Woche. Das BfR vermutet, dass die meisten Menschen über Lebensmittel jede Woche etwa 0,5 Milligramm Aluminium pro Kilogramm Körpergewicht zu sich nehmen. Wenn dann noch Aluminium aus Materialien mit Lebensmittelkontakt dazukommt, kann die maximal empfohlene Aufnahmemenge massiv überschritten werden.

Die gute Nachricht ist, dass Sie selbst die Aufnahme reduzieren können, indem Sie sich abwechslungsreich ernähren und auf die Vermeidung von Verpackungen achten. Wichtig ist auch, dass folgender Hinweis auf Alu-Folien, Grillschalen aus Aluminium etc. zu finden ist: „Aluminium-Folie nicht zum Abdecken von feuchten, säure- oder salzhaltigen Lebensmitteln auf Servierplatten oder Schalen aus Metall verwenden. Die Folie kann sich auflösen. Aluminium-Folien dürfen beispielsweise nicht mit säure- oder salzhaltigen Lebensmitteln in Kontakt kommen.“

Tipps, um Aluminium zu vermeiden:

- Aluminium-Folie nicht für saure und salzhaltige Lebensmittel verwenden, zum Beispiel Saures wie Zitronen, Tomaten oder Essiggurken und Salziges wie Feta, Salzheringe, Wurst und Schinken.
- Metallische Servierplatten, Kochtöpfe und unbeschichtete Backbleche nicht mit Aluminium-Folie abdecken.
- Saures und Salziges auch nicht in Aluminium-Kochgeschirr zubereiten. Besitzen Sie ein Aluminium-Blech im Backofen: zumindest Backpapier einsetzen.
- Grillen auf Alu-Schalen ist möglich, denn es verhindert, dass Fett in die Glut tropft und sich auf diese Weise beim Verbrennen krebserregende Stoffe bilden. Dennoch: besser auf säurehaltige Marinaden verzichten. Besser erst nach dem Grillen salzen und würzen.

- Fertiggerichte oder Mahlzeiten in Aluminium-Schalen (z. B. beim Essen auf Rädern) vermeiden wann immer möglich.
- Espressokocher aus Aluminium besser nicht in der Geschirrspülmaschine säubern. Überraschenderweise bildet sich bereits bei der ersten Benutzung dieses Kochgeschirrs eine Schutzschicht im Inneren, die die Abgabe von Aluminium verringert. Genau diese Schutzschicht wird beim Spülen in der Maschine beseitigt.

„Profitin", „Profitol" oder: Die Kunst der Hersteller, Wasser in Fleisch und andere „Lebensmittel" zu verwandeln

Nichts bringt mehr Rendite, als Wasser in Form von Lebensmitteln zu verkaufen (Ausnahme Luft, genannt „Profitin"). Spöttisch spricht man deshalb bei Wasser in Nahrungsmitteln von „Profitol". Wenn dafür schadstoffarmes Trinkwasser verwendet wurde, ist das noch nicht einmal schlimm – außer für den geplagten Geldbeutel. Welche Möglichkeiten gibt es nun, Wasser in Lebensmittel zu verwandeln?

Zusatzstoffe helfen

Gelier-, Verdickungs- und Feuchthaltemittel (E400-418) werden zum Binden von Flüssigkeiten in Lebensmitteln verwendet. Sie verdicken bzw. verfestigen sie, halten sie feucht, beeinflussen das Schmelzverhalten (z. B. im Speiseeis) oder das Kaugefühl (z. B. in Süßigkeiten). Einige Wurstsorten, die – ganz legal – mithilfe von preisgünstigem Fett und Schwarten – gemäß seit langem üblichen Wurstrezepturen – hergestellt werden, enthalten dadurch „schnittfest" gemachtes Wasser. Auch Emulgatoren, die eigentlich nicht miteinander vermischbare Stoffe wie Fett und Wasser (z. B. für Mayonnaise) verbinden sollen, helfen „Profitol" ins Lebensmittel zu bringen.

Bei der Herstellung von Wurst aus Fleisch wird neben Gewürzen und diversen Zusatzstoffen wie Antioxidantien ebenfalls Phosphat zugesetzt. Auch damit wird Wasser gebunden. Kochschinken werden zum Beispiel 20 Prozent Fremdwasser zugesetzt. Das billige Wasser wird gemeinsam mit aufgekochter Gelatine, die das Wasser bindet, in den Schinken gespritzt. Damit sich das Ganze gleichmäßig verteilt, wird er in einer Trommel geschleudert. Auch von Hähnchenbrustfilets kennt man dieses Verfahren.

Wenn Sie in der Zutatenliste eines Magerjoghurts „Wasser“, „Gelatine“ und „Stärke“ lesen, bedeutet das schlichtweg, dass der Joghurt zum Teil durch Wasser ersetzt wurde. Damit das Ganze noch ein bisschen geleeartig ist und nicht gleich wie Wasser aus dem Becher läuft, hat man die Wassermischung mit Gelatine „stabilisiert“. Sie bezahlen also zum Teil schlichtweg für Wasser, dem so viel Joghurt beigemischt wurde, dass er gerade noch nach Joghurt aussieht. Auch die Stärke sorgt dafür, dass das „Milchprodukt“ nicht „davonläuft“.

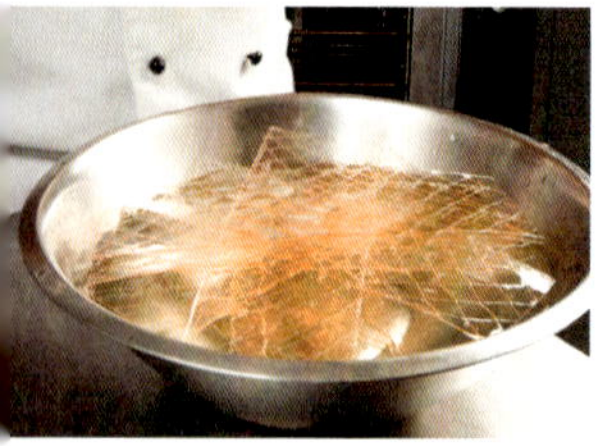

Gelatine

Gelatine ist sowieso ein wahres „Geldwunderprodukt“: In Form von Pulver findet sie sich in zahlreichen Produkten wieder, unsichtbar, nicht schmeckbar und doch mit einzigartigen Eigenschaften, denn sie schmilzt bei Körpertemperatur und setzt dabei das Aroma der Speisen frei. Entsprechend findet man den magischen Leim nicht nur in Gummibärchen. Auch bei anderen Süßwaren wie Lakritz, Marshmallows, Mäusespeck, Schokoküssen, Desserts und Quarkspeisen sorgt Gelatine für den entsprechenden Biss. Wackelpudding wird dadurch cremig bzw. er wackelt erst richtig.

Besonders vorteilhaft für den Geldbeutel des Herstellers wirkt sich der Wunderleim in „Lightprodukten“ wie Halbfettmargarine, Halbfettbutter und fettreduziertem Käse aus. Gelatine verfügt über ganz besondere Eigenschaften, die es ermöglichen, den Zucker- oder Fettanteil in vielen Produkten zu reduzieren, ohne dass Form, Geschmack und Beschaffenheit darunter leiden. Auf diese Weise wird ein fettes Salatdressing schnell zum Schlankmacher: Ein Teil des Fetts wird durch Wasser ersetzt. Damit sich das Dressing nicht verändert und ebenso zähflüssig aus der Verpackung fließt, gibt man Gelatine hinzu. Und seit der Verwirklichung des EU-Binnenmarkts dürfen auch Butter und Margarine mit Profitol versetzt oder miteinander vermischt werden.

Getränke und Eis

Die Verbraucherinnen und Verbraucher stehen verwirrt vor einem Angebot von „Fruchtnektar“, „Fruchtsaftgetränk“ oder „Orangenlimonade“ – lauter mehr oder weniger gepanschte Getränke. Nur „Fruchtsaft“ darf nicht mit Wasser verdünnt werden. Vorsicht: „Saft“ in der Werbung bedeutet nicht unbedingt „Fruchtsaft“. Hinter dem Begriff „Saft“ kann sich auch „Fruchtnektar“ oder „Fruchtsaftgetränk“ verbergen. „Fruchtnektar“ besteht – je nach Fruchtart – nur zu 25–50 Prozent aus Fruchtsaft oder Fruchtmark, der Rest ist Zuckerwasser. „Fruchtsaftgetränke“ aus Kernobst- oder Traubensaft enthalten nur noch 30 Prozent, Beeren- und Steinobstsaft sowie Mischungen lediglich zehn Prozent und Saft aus Zitrusfrüchten nur noch sechs Prozent Saft. „Limonade“ muss gar keinen echten Fruchtanteil aufweisen. Weil das zu wenig ist, wird für den Geschmack mit künstlichen Aromastoffen, Säuren und Zucker nachgeholfen. „Brause“ ist ein rein künstliches Produkt. Der Obstgeschmack wurde im Chemielabor komponiert, der Rest ist Zucker und Wasser.

Nicht umsonst gehören – nach dem Gesetz – bereits „Fruchtsaftgetränke“ nicht mehr zu den Fruchtsäften, sondern zu den Erfrischungsgetränken. Zum „Klären“ kann dann noch Gelatine verwendet werden, die man auch in Eiscreme finden kann. Schon mein Vater sprach immer verächtlich von „Wassereis“, wenn ich als Fünfjährige wieder mal in die nahe gelegene Eisdiele wollte. Das kann man auch heute noch erleben. So bestehen einige Eissorten nur aus Wasser, Zucker, Fett, künstlichen Aromen und Farbstoff. Das heißt, wenn Sie Wasser-, statt Fruchteis kaufen, müssen Sie damit rechnen, dass Sie oder Ihr Nachwuchs nur gefärbtes und eingefrorenes Zuckerwasser schlecken.

Bei Bio-Gemüse und -Obst ist bekannt, dass es die Tendenz zu einem wesentlich höheren Trockensubstanzgehalt aufweist, das heißt, es ist nicht so wässrig wie konventionelle Ware, weil es nicht so viel Wasser einlagert. Dies kommt vom Kunstdünger im konventionellen

Anbau. Die Pflanze „schießt ins Kraut", das heißt, sie wächst sehr schnell und hat gar nicht die Zeit Vitamine, Geschmacksstoffe, sekundäre Pflanzenstoffe etc. zu bilden.

Sonstige Tricks, um Lebensmittel „billiger" zu machen

Aber nicht nur mit Wasser kann man tricksen, um das Lebensmittel vermeintlich billiger zu machen. Eine gute Möglichkeit bieten auch Aromastoffe. Damit kann man sogar teils mangelnde Qualität wettmachen.

Künstliche Fruchtaromen und Geschmacksverstärker

Künstliche Fruchtaromen bieten jede Menge Möglichkeiten, teure Rohware einzusparen. Ein Beispiel aus der Praxis: Eine Firma stellte ihr Eis auf „Bio" um, indem sie kurzerhand alle konventionellen Inhaltsstoffe (sofern erlaubt) durch „Bio" ersetzte. Was der Hersteller nicht beachtet hatte war, dass Biolebensmittel zu verarbeiten nicht bedeutet, einfach die Zutaten durch Biovarianten auszutauschen.

Da bei Biolebensmitteln viele Zusatzstoffe entfallen, die für konventionelle Waren erlaubt sind, muss auch die Zutatenliste geändert werden. Beim ursprünglich konventionellen Produkt waren künstliche Aromastoffe enthalten, die nicht – wie bei Bio-Lebensmitteln üblich – durch Obst ersetzt worden waren. Klar, dass das entstandene Eis nach nichts schmeckte. Mit den künstlichen Aromastoffen war vorher erreicht worden, dass das Eis nach mehr Früchten schmeckte, als eigentlich vorhanden waren. Das heißt, ein Bioproduzent ist gezwungen, mehr Früchte zu verwenden, um denselben Geschmack wie beim konventionellen Produkt zu erreichen.

Dasselbe, was bei süßen Produkten mit künstlichen Aromastoffen erreicht wird, kann man mit sogenannten pikanten – also gewürzten, nicht süßen – Nahrungsmitteln mit Geschmacksverstärkern erreichen. Dann schmeckt es eben nach mehr Tomaten, als in Wirklichkeit drin sind. Verbrauchertäuschung? Die Beurteilung überlasse ich Ihnen.

Tarnen und Täuschen

Betrachtet man die Skandale der letzten Zeit oder liest die Nachrichten entsprechender Organisationen wie „Foodwatch“, „Greenpeace“ oder die Broschüren der Verbraucherzentralen so kann man wirklich zu der Auffassung kommen, dass dies das Motto für konventionelle Produkte ist. Die ehrlichen und anständigen Hersteller leiden darunter. Oft scheitern sie auch noch daran, dass sie ihre guten Zusatzstoffe nicht entsprechend deklarieren dürfen.

Lebensmittel werden nicht nur durch Wasser ersetzt, sondern z. B. auch Butter durch schlichtes pflanzliches Backfett ausgetauscht, beispielsweise bei Fertigkuchen und -gebäck. Dazu kommt, dass durch die massive Zugabe von künstlichen Aromen unser Geschmackssinn derart abstumpft, dass man zum Teil den Geschmack der selbst gebackenen Kuchen als langweilig oder fade empfindet.

Dass das Alter von Lebensmitteln oft genug manipuliert wird, hat man auch aus den Nachrichten erfahren. So wird beispielsweise zum Teil das Fleisch in Frikadellen durch Stärke ersetzt. Das Rotlicht mancher Fleischtheken bietet hier auch ungeahnte Möglichkeiten. Und es gibt noch einen ausgefallenen Trick: Eiscreme wird aufgelockert, indem Profitin (Luft) hineingeblasen wird. Man kann das beispielsweise bei der 500-ml-Dose, die nur 300 g Eis enthält, gut erkennen. Woraus bestehen wohl die 200 g, die die Packung füllen?

Das Problem mit dem Zucker

Wir essen zu süß – das wissen wir aus den Medien. Tatsache ist, dass uns von der Zuckerindustrie jede Menge Zucker ins Essen gemischt wird – und wir ahnen es oft nicht einmal. Seit den 60er Jahren hat demzufolge der Zuckerkonsum so zugenommen, dass er für unsere Gesundheit zum Problem geworden ist. Im Folgenden erfahren Sie von diesen Fallen und wie Sie sie vermeiden können.

Einige Fakten:

- 70 Prozent aller Lebensmittel im Supermarkt enthalten Zucker.
- 100 g Zucker nehmen wir täglich zu uns. Das ist doppelt so viel wie die Deutsche Gesellschaft für Ernährung (DGE) empfiehlt.

- Insbesondere manche Getränke enthalten viel Zucker, beispielsweise Cola, (Obst-)Saft, Limonade.
- Milchschokolade besteht zu 50 Prozent aus Zucker.
- Für den Zuckerrübenanbau in Deutschland wurden Pestizide (Schädlingsbekämpfungsmittel) zugelassen, die eigentlich schon längst durch EU-Gesetze verboten waren.
- Künstliche Süßstoffe sind – nicht ohne Grund – für Bioprodukte verboten.

Zucker in anderen Ländern

Übergewicht wird vor allem auf erhöhten Zuckerkonsum zurückgeführt. Tatsächlich gibt es auf der ganzen Welt dreimal so viele Menschen mit Übergewicht als noch vor 50 Jahren. Diabetiker mit Typ 2-Diabetes gibt es heute doppelt so viele wie noch vor 10 Jahren. Die Länder versuchen etwas dagegen zu tun und in 85 Ländern gibt es eine Zuckersteuer.

Dadurch kosten in Mexiko entsprechende Lebensmittel zehn Prozent mehr, in den Arabischen Emiraten wurde man deutlicher, dort sind sie um 50 Prozent teurer. In Singapur gilt ein Werbeverbot für süße Getränke, in Chile müssen zucker- und fetthaltige Lebensmittel einen Warnhinweis auf der Verpackung führen. In Großbritannien gibt es seit der Einführung einer Zuckersteuer 30 Prozent weniger Zucker in Softdrinks. Das entspricht immer noch 4,6 g Zucker/100 ml – bei uns sind es 10,1 g! 34,8 kg Zucker essen wir im Jahr, das entspricht 95 g am Tag, entsprechend 32 Zuckerwürfeln. Man hat bei uns die Industrie höflich gebeten, Zucker zu reduzieren. Das ist leider nicht ausreichend.

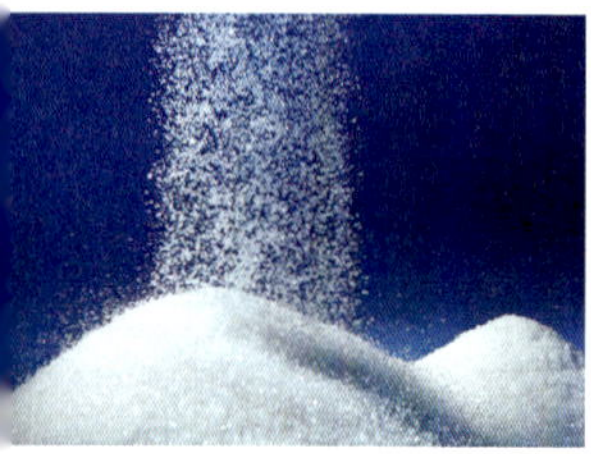

Zucker

Auch in eigentlich gesunden Produkten, wie beispielsweise in Bio-Lassi findet man viel Zucker. Die Menge von umgerechnet acht Stück Würfelzucker pro Becher. Im Joghurt-Drink finden Sie sogar 20 Stück. Ein Müsliriegel enthält immer noch umgerechnet sieben Stück Würfelzucker, die empfohlene Tagesdosis.

Aufpassen muss man, dass der übliche Zucker (Glukose oder Traubenzucker) nicht durch Fruchtzucker (Fruktose) ausgetauscht wird. Dieser ist zwar kein Problem für die Bauchspeicheldrüse, schadet aber auf Dauer der Leber. Süßstoffe greifen möglicherweise das Darmmikrobiom an – zumindest weisen erste Studien am Weizmann-Institut in Israel darauf hin. Möglicherweise verursachen sie auch mehr Hunger. Besonders problematisch soll die Kombination Süßstoff-Kohlenhydrat sein. Diese ist kaum zu umgehen, da unsere Ernährung aus vielen Kohlenhydraten besteht, man denke nur an Brot. Auf Dauer kann so Diabetes Typ 2 entstehen.

Warum wird Zucker untergemischt?

Die Vorteile von Zucker sind: Er wirkt als Super-Geschmacksverstärker, macht Lebensmittel haltbarer und kostengünstiger, denn Zucker selbst ist billig. Früher war die Süße teurer. Das änderte sich, als sie aus Zuckerrüben hergestellt wurde – sie ist also durchaus ein einheimisches Produkt. Für ein Päckchen Zuckerwürfel sind 3–4 Zuckerrüben erforderlich. Selbstverständlich ist Zuckerrohr der große Konkurrent.

Neue Kunden werden mit zahlreichen Tricks angeworben, zum Beispiel, indem kakaohaltige Getränke in handlichen Tetrapacks für die Kinder im Kindergarten angeboten werden – praktisch zum Mitgeben. Um die Kleinen zu noch besseren Kunden zu machen, helfen den Produkten beigelegte Comicfiguren und Zuckerprodukte auf Augenhöhe in den Supermärkten. Das Kaba- oder Nesquikpulver enthält 18 Prozent Kakaopulver, der Rest ist Zucker. Ein kakaohaltiges Getränkepulver besteht zu 78 Prozent aus Zucker. Es handelt sich also schlichtweg um eine Süßigkeit. Karies und Diabetes können die Folge sein.

Getränke, Zucker und Eis

Manche Getränke enthalten viel Zucker, beispielsweise Cola, (Obst-) Saft und Limonade. Sehr viel Zucker enthält der vermeintlich gesunde Multivitaminsaft, am wenigsten die Orangenlimonade, dazwischen liegen Cola und Säfte. Einige Beispiele, um dies zu verdeutlichen:

- 19 g Zucker/100 g: Traubensaft
- 13 g Zucker/100 g: Maracujanektar
- 10,8 g Zucker/100 g: Multivitaminsaft

- 10 g Zucker/100 g: Rhabarbernektar
- 9,7 g Zucker/100 g: Cola
- 7,6 g Zucker/100 g Orangenlimonade

Beim Nektar dürfen 20 Prozent Extrazucker hinzugefügt werden. Übrigens: Klassisches Eis besteht zu einem Viertel aus Zucker! Das sorgt auch für Volumen.

Wie entkommt man der Süße?

Eines ist ganz klar: Eine Umgewöhnung auf möglichst wenig Zucker wäre von Vorteil. Sich an Produkte zu gewöhnen, die weniger süß sind, wäre der Idealweg. Auch Light-Produkte machen nicht schlank, sondern eher übergewichtig. Zuckerreduzierte Limonaden wären ein Anfang.

Ganz wichtig ist es, beim Einkauf einen Blick auf die Nährwerttabelle zu werfen, aber Zucker hat viele Namen, es gibt 70 Begriffe für Zucker. Viele industriell verarbeitete Lebensmittel enthalten aus technischen oder geschmacklichen Gründen Zucker. So mancher Hersteller deklariert das jeweilige Nahrungsmittel dennoch mit „ohne Zucker", oder auch „zuckerfrei" bzw. „kristallzuckerfrei".

Doch hier ist Vorsicht geboten, denn das bedeutet nur „ohne Haushaltszucker", also Saccharose (Verbindung aus Trauben- und Fruchtzucker). Das Lebensmittel kann also durchaus Traubenzucker (Glukose, Dextrose), Fruchtzucker (Fruktose), Glukosesirup, Invertzucker, Maltodextrin, Malzextrakt (= Malzsirup), Malzzucker (= Maltose) und Milchzucker enthalten. Selbst Honig – also nahezu reinen Zucker – kann man eventuell dort finden und auf der Verpackung steht „ohne Zucker". Zusätzlich enthalten manche Lebensmitteln Zucker enthalten, ohne dass man eigentlich auf die Idee kommt, beispielsweise Tomatenketchup oder Konservengemüse.

Künstliche Süßstoffe

Süßstoffe dürfen nur bis zu einem gewissen Grenzwert zugegeben werden. Es kann jedoch vorkommen, dass diese Grenzwerte leicht überschritten werden, indem die Firmen mehr zugeben als erlaubt ist, weil es dann süßer schmeckt und sie das Produkt leichter verkaufen können. Kontrollen in diesem Bereich sind selten. Bio-Lebensmitteln dürfen sie nicht zugesetzt werden. Heutzutage verwenden weltweit rund 800 Millionen Menschen täglich Süßstoffe. Ihre chemische Vielfalt macht sie allerdings verdächtig, da man nicht wirklich weiß, was sie im Körper anrichten und ob sie tatsächlich unangetastet durch den Körper hindurchgelangen.

Es gibt einige Warnhinweise. Aspartam soll beispielsweise bei Ratten Leukämie und Lymphdrüsenkrebs auslösen. Auch Sucralose (E 955) – in Kanada schon seit 1991 und in den USA seit 1998 zugelassen – gelangt bis zu einem Drittel der eingenommenen Menge in den Stoffwechsel. Es ist momentan noch nicht bekannt, ob sie dort Krebs auslöst oder völlig unbedenklich ist. Gegner befürchten das Schlimmste, denn alle Untersuchungen, die dem Produkt Unbedenklichkeit bescheinigten, sind nach heutigem Kenntnisstand vom Hersteller bezahlt worden.

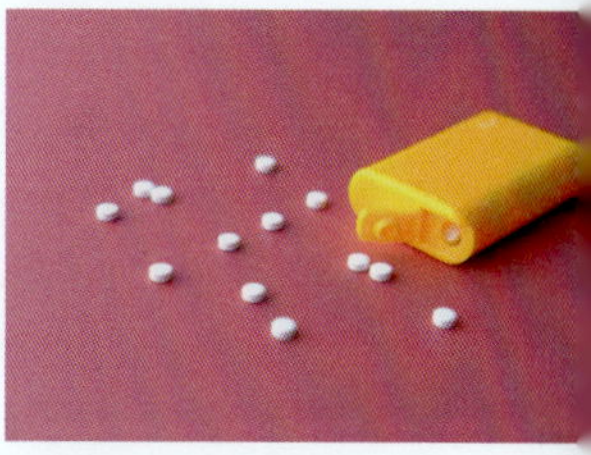

Künstlicher Süßstoff

Das kennen wir jedoch auch anderswoher. Wie in der Pharmabranche testen die Nahrungsmittelproduzenten ein Produkt, das sie verkaufen wollen, selbst. Soweit bekannt ist, prüfen die zuständigen Gremien der Weltgesundheitsorganisation, der EU und der USA alle vorliegenden Daten sehr genau, bevor sie einen neuen Süßstoff zulassen. Da verwundert es nicht, dass oft 20 Jahre von der Entdeckung bis zur Zulassung vergehen.

Fütterungsversuche an Ratten, Tests auf gesundheitsschädliche Wirkung und die Untersuchung möglicher Erbgutveränderungen gehören dazu. Anhand der Ergebnisse legen die Experten fest, welche Menge einer Substanz gerade noch ohne unerwünschte Nebenwirkungen bleibt. Das Ergebnis ist die empfohlene maximale tägliche Verzehrmenge, der sogenannte ADI (acceptable daily intake)-Wert. Auch wenn neue Studien zu anderslautenden Ergebnissen kommen, werden diese überprüft und das Verfahren eventuell neu aufgerollt.

Was ob dieser vermeintlichen Sicherheit auffällt ist, dass die Gesundheitsbehörden verschiedener Länder jeweils andere Substanzen als unbedenklich für ihre Bevölkerung einstufen. Cyclamat ist zum Beispiel ist in Europa zugelassen, während es in den USA nicht verwendet werden darf. Der Grund dafür ist, da sich im Darm einiger weniger Menschen Bakterien befinden, die den Süßstoff zum Teil zu einem schwach gesundheitsschädlichen Abbauprodukt umwandeln.

Aspartam geriet im Juli 2005 wieder in die Schlagzeilen. Die in Italien ansässige Europäische Stiftung für Onkologie und Umweltforschung Bernardo Ramazzini (fondazione europea di oncologia e scienze ambientali) hatte die Ergebnisse einer Studie mit Ratten veröffentlicht, in der ein direkter Zusammenhang zwischen der Einnahme des Süßstoffs und der Erkrankung an Krebs belegt wurde. Bösartige Tumore, Lymphome und Leukämie traten sowohl bei männlichen als auch bei weiblichen Ratten deutlich erkennbar auf. Dabei lag die Dosisabhängigkeit sehr nahe bei Mengen, die im menschlichen Verzehrbereich liegen. Bereits bei 20 mg/kg stelle Aspartam ein multipotenziales krebserzeugendes Agens dar. Die EFSA (Europäische Lebensmittelsicherheitsbehörde) kündigte daraufhin eine gründliche Prüfung der Untersuchungsergebnisse und eine erneute Risikobewertung von Aspartam an. Allerdings sah sie keinen Anlass, eine Änderung im Gebrauch von Aspartam zu empfehlen.

2007 wurde eine zweite Studie veröffentlicht, in der erneut Aspartam an Ratten getestet wurde. Ziel dieser neuen Untersuchung war, das krebserregende Risiko des Süßstoffs besser quantifizieren zu können. Auch wollte man die bereits 2005 veröffentlichte Studie unterstützen, indem mit der Behandlung bereits am Fötus begonnen wurde. Die Ergebnisse zeigten einen deutlich erkennbaren Dosis-abhängigen Anstieg der bösartigen Tumore. Damit war bestätigt, dass die krebserzeugenden Effekte mit Beginn der Studie am Fötus noch verstärkt wurden.

Die Antwort der EFSA kam im Jahr 2009. Das „Panel on Food Additives and Nutrient Sources added to Food“ (Panel ANS, Gremium für Lebensmittelzusätze und Lebensmitteln zugesetzte Nährstoffquellen) gibt darin zu bedenken, dass weitere Untersuchungen erforderlich seien. Man sehe keine Indikation für erbgutschädigendes oder krebserzeugendes Potenzial von Aspartam und damit keinen Grund, den im Vorfeld festgelegten ADI-Wert zu revidieren. Wohlgemerkt: derartige Berichte kann man in einer Bachelorarbeit (Laura Gomboc, 2020, „Wie schädlich ist Zucker für Körper und Geist?“, München, GRIN Verlag, *www.grin.com/document/541457* und „Die Auswirkungen von Süßstoffen“, *www.buecher.de/shop/ackerbau/die-auswirkungen-von-suessstoffen-auf-die-menschliche-gesundheit-gewichtsreduktion-bis-hin-zur-entstehung-von-krankheiten/gomboc-laura/products_products/detail/prod_id/50710263/#product_description*) nachlesen, nicht in einer vielgelesenen Publikumszeitschrift.

Das Bundesinstitut für Risikobewertung (BfR) hält den Einsatz der innerhalb der EU zugelassenen Süßstoffe für gesundheitlich unbedenklich, sofern die jeweiligen Höchstmengen nicht überschritten werden. 2003 gab die Behörde bekannt: „Von Verbrauchern wurden wiederholt Fragen nach potenziellen unerwünschten Wirkungen bzw. Nebenwirkungen zum Beispiel bei Verwendung des Süßstoffs Aspartam gestellt. Dabei wurden die im Stoffwechsel aus Aspartam entstehenden Stoffe Asparaginsäure, Phenylalanin und Methanol mit unerwünschten Wirkungen wie Kopfschmerzen, Allergien, neuroendokrinen Veränderungen, Epilepsie oder Hirntumoren in einen mutmaßlichen Zusammenhang gebracht. Nach einer eingehenden Überprüfung […] konnten die vermuteten Zusammenhänge nicht bestätigt werden“.

Für unbedenklich hält man Süßstoffe zwischen 5 mg/kg Körpergewicht (KG), zum Beispiel für Saccharin, und 40 mg/kg Körpergewicht bei Aspartam. Auch für Süßstoffe gilt wohl das, was Paracelsus schon wusste: die Dosis macht das Gift. Man darf nicht vergessen, dass auch Zucker nicht gesund ist. Selbstverständlich darf keine Firma ein Lebensmittel auf den Markt bringen, das Krebs erzeugt. Zweifel aber blieben, und das Misstrauen gegenüber künstlichen Süßstoffen besteht fort – ob nun berechtigt oder nicht. Dies insbesondere, da es über ihre Langzeitwirkung, vor allem ihrer Kombinationen, bisher wenig gesicherte Erkenntnisse gibt. Nach Aussage der Deutschen Gesellschaft für Ernährung gibt es keine Hinweise auf ein erhöhtes Krebsrisiko durch die Verwendung von Süßstoffen. Nur eine Studie habe ein erhöhtes Risiko für Blasenkrebs bei hohem Süßstoffkonsum ergeben.

Vorsichtshalber sollten vor allem Säuglinge und Kinder daher keine Süßstoffe erhalten, da sie aufgrund ihres geringeren Körpergewichts und der höheren Stoffwechselaktivität einem größeren gesundheitlichen Risiko ausgesetzt sind und von gesundheitsschädlichen Substanzen weit mehr betroffen sind als Erwachsene. Generell sollten sie nicht an einen süßen Geschmack gewöhnt werden, sondern möglichst davon wegkommen.

Stevia – eine gute Alternative zu Zucker

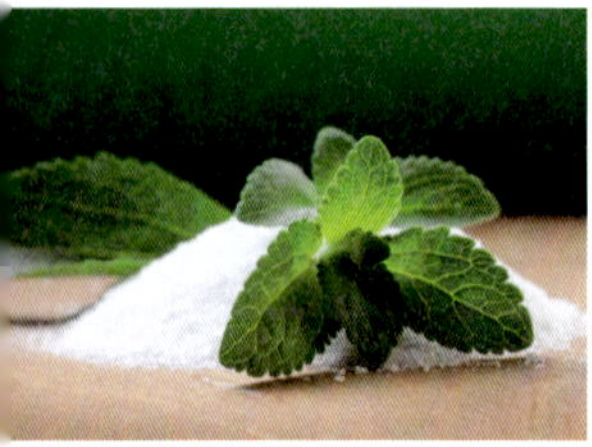

Stevia

Stevia ist ein natürlicher, kalorienfreier Zuckerersatz, der aus der Pflanze „Stevia rebaudiana Bertoni" hergestellt wird. Sie ist auch als „Süßkraut", „Süßblatt" oder „Honigkraut" bekannt. Das „Kraut" hat nahezu schon einen „Kultstatus" erreicht und revolutionierte geradezu den japanischen Zuckermarkt. Was ist dran an dieser kalorienlosen, natürlichen Süße?

Was ist Stevia eigentlich?

Stevia ist eine blattreiche, krautige Staudenpflanze, die in Südamerika in subtropischen Breiten vorkommt. Sie stammt aus dem Hochland von Amambay in Paraguay und wurde zuerst dort und auch in Brasilien kultiviert. Das dort heimische Volk der Guaraní schätzt die Pflanze seit einem halben Jahrtausend wegen des süßen Geschmacks ihrer Blätter – augenscheinlich ohne negative Folgen. Sie süßen ihren Mate-Tee mit den hell- bis dunkelgrünen, fünf bis acht cm langen und zwei bis drei cm breiten Blättern. In Südamerika werden die getrockneten Blätter traditionell auf den Wochenmärkten angeboten. Wie alle Süßstoffe ist Stevia praktisch kalorienfrei und nicht kariogen. Für Diabetiker ist es eine gute Alternative zu herkömmlichem Zucker.

Zusammenfassend kann man zum Thema Zucker sagen: Besser Wasser trinken und für die Süße Obst essen. Hat man einmal Lust auf Kuchen, so kann man die Süße zum Beispiel mit Stevia erzeugen.

Nahrungsmittelunverträglichkeiten – Einbildung oder Zivilisationskrankheit?

Nahrungsmittelunverträglichkeiten sind nicht nur bei uns häufig und oft werden die Leidenden belächelt: Ja die (oder der) spinnt ein bisschen. Dann greifen sie oft zu Selbsthilfe, kaufen Ersatzprodukte und/oder einen entsprechenden Bluttest, den sogenannten Intoleranztest, im Internet, in der Drogerie oder in der Apotheke. Und siehe da: er schlägt aus und sie verzichten künftig auf viele Lebensmittel. Das hilft aber nicht wirklich weiter, denn diese Tests zeigen oft auch Unverträglichkeiten an, die man gar nicht hat und mit den Ergebnissen wird man dann allein gelassen.

Besser ist es, zum Hautarzt zu gehen und vorher vorsichtshalber fragen, ob er Unverträglichkeiten gegen Fruktose oder Milchzucker (beide Unverträglichkeiten sind gut erforscht) nachweisen kann, denn diese Testungen bieten nicht alle an. Den sogenannten Milchzucker oder Lactose vertragen immerhin 15 Prozent der Deutschen nicht. Der bekannte Fernsehdoktor Dr. Matthias Riedl weist darauf hin, dass es durchaus viele Menschen gibt, die Nahrungsmittelunverträglichkeiten haben. Ausgelöst werden die Beschwerden oft durch Fertiggerichte, hochverarbeitete Nahrungsmittel, denen es an Ballaststoffen und natürlichen Vitaminen mangelt. Dr. Riedl warnt vor den vielen Zusatzstoffen und empfiehlt, lieber frisches Obst und Gemüse zu essen – selbst gekocht und nicht nur selbst gekauft.

Die Liste der Symptome ist lang und Cathryn Nagler, US-amerikanische Ärztin und Immunologin, weist darauf hin, dass wir viele Chemikalien im Essen haben, die man im Allergietest gar nicht nachweisen kann. Die dadurch ausgelösten gesundheitlichen Beschwerden reichen von Hautausschlägen über Verdauungsprobleme und Typ-2-Diabetes bis hin zu Fettleibigkeit. Das Problem ist auch, dass unsere Darmflora durch die Chemikalien verändert und somit die Darmfunktion beeinflusst wird.

Viele Menschen glauben auch, Weizen bzw. sein Gluten nicht zu vertragen, obwohl nur wenige Zöliakie haben. Die Ernährungswissenschaftlerin Christina Holzapfel ergänzt, dass ein Allergietest nur die IgG-Antikörper (Antikörper vom Typ Immunglobulin-G) nachweist und keine Unverträglichkeiten. Die Betroffenen vertragen also bestimmte Lebensmittel nicht, wissen aber nicht warum. Da hilft nur eine möglichst natürliche Ernährungsweise. Das Problem ist wirklich, dass wir zu viele hochverarbeitete Lebensmittel essen und die dort enthaltenen Zusatzstoffe vielen unbekannt sind.

Nanotechnologie in Lebensmitteln: Segen oder neuer Verbraucherbetrug?

Saure Milch wird rot, verdorbene Lebensmittel blau und das Schnitzel saugt kein Fett mehr auf – von Derartigem erfährt man ab und an in den Medien. Ursache ist die neue „Supertechnik", die Nanotechnologie. Aber was ist das eigentlich und essen wir vielleicht sogar bereits solche Produkte, ohne es zu wissen?

Nanotechnologie nutzen wir bereits

Nanotechnologie gilt als wichtige Zukunftstechnologie – insbesondere für den Technologiestandort Deutschland. Industrie und Wissenschaft versprechen sich durch den Einsatz von Nanomaterialien bessere Produkteigenschaften. Dabei wird die Technik – zum Teil ohne unser Wissen – bereits seit Jahrzehnten in Lacken oder Medikamenten eingesetzt. Inzwischen finden wir sie in vielen Bereichen, zum Beispiel in der Kosmetik, aber auch in Lebensmitteln. Weit verbreitet ist ihr Einsatz in Sonnenschutzmitteln, etwa in Form von Titandioxid und Zinkoxid, die in dieser Größenordnung transparent sind, aber UV-Strahlung reflektieren und damit besser vor UV-Licht schützen. Aber nicht nur dazu verwendet man Titandioxid. Es kann auch als Bleichmittel zugegeben werden, etwa um die Farbe von Salatdressing aufzuhellen.

Autolack wird kratzfest und die Krawatte schmutzabweisend. Silber-Nanopartikel, die Bakterien abtöten, werden bereits in Socken, Schuheinlagen und einigen anderen Bekleidungstextilien verwendet. Erfahrungen aus Vergangenheit und Gegenwart haben uns jedoch gelehrt, misstrauisch zu sein. Holen wir uns damit – wie etwa in der Vergangenheit mit der Gentechnik – neue Probleme ins Haus?

Was versteht man unter Nanotechnologie?

Eigentlich müsste man von Nanotechnologien sprechen, denn es handelt sich um einen Sammelbegriff für ein breites Spektrum an Technologien, die in der Biologie, Physik, Chemie und Medizin angesiedelt sind. Dabei geht es um die Erforschung, Bearbeitung und Produktion von Strukturen und Materialien, die kleiner als 100 Nanometer (nm) sind. Zu Nanomaterialien zählt man beispielsweise ultrafeine Teilchen, Röhren, Drähte oder dünne Filme. Davon erhoffen sich Industrie, Medizin und Wissenschaft nutzbringende Anwendungen, zum Beispiel in der Robotertechnik, Kosmetik, Biotechnologie und Medizin, aber auch für die Weiterentwicklung von Lebensmitteln.

Mit dieser Technik werden Strukturen, Techniken und Systeme entwickelt, die völlig neue Eigenschaften und Funktionen aufweisen, denn mit abnehmender Teilchengröße verändern sich auch die Materialgegebenheiten. Damit lassen sich beispielweise Geschmack, Farbe und Fließverhalten eines Lebensmittels genau einstellen.

Was ist ein „Nano“ und „Nanopartikel“?

„Nanos“ ist griechisch und bedeutet Zwerg. Ein Nanometer ist der Milliardstel Teil von einem Meter (10–9 m). Nanopartikel sind winzige Teilchen mit einem Durchmesser zwischen einem und unter 100 Nanometern (nm). Sie haben aufgrund ihrer geringen Größe andere physikalische Eigenschaften als größere Varianten des gleichen Stoffes. Die Ursache dafür ist, dass sich im Bereich von 50 nm die elektrische Leit- und Magnetfähigkeit der Stoffe, ihre Löslichkeit und auch ihre Farbe ändert, letzteres durch Abnahme der Lichtstreuung. Daher gelten auch nicht mehr die regulären physikalischen Gesetze, sondern diejenigen der Quantenphysik. Durch die stark vergrößerte Oberfläche im Verhältnis zum Volumen reagieren die Stoffe dann chemisch stärker.

Man kann sie auch nicht mit Nanopartikeln natürlichen Ursprungs vergleichen, denn bei künstlich hergestellten wird bewusst verhindert, dass sie sich zu oder mit größeren Partikeln verbinden. Der „Nanokosmos“ unterscheidet sich wesentlich von der Welt der größeren Teilchen. So kann beispielsweise ein Nanopartikel Gold je nach Größe strahlend rot oder sogar violett erscheinen. Sogar eine sehr hohe Reaktivität zeigen manche Gold-Nanopartikel, obwohl das Metall an sich sehr reaktionsträge ist.

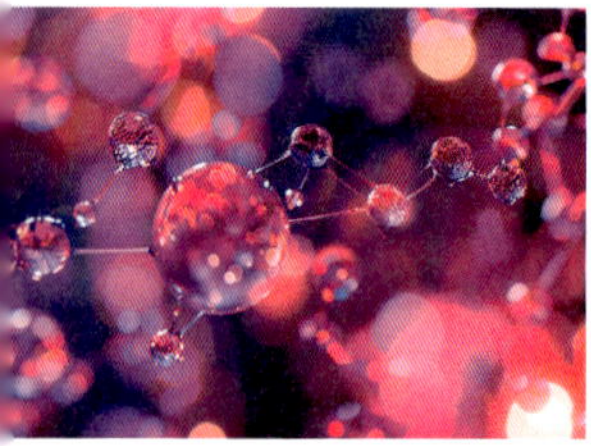

Nanopartikel

Die im Labor produzierten Nanopartikel sind neue Produkte, die so in der Umwelt nicht vorkommen. Dadurch, dass für die Partikel zumindest teilweise eigene physikalische und chemische Regeln gelten, handelt es sich bei deren Zusatz im Grunde um neuartige Lebensmittel, die auf gesundheitliche Unbedenklichkeit getestet werden sollten.

Kommen Nanomaterialien bereits in Lebensmitteln vor?

Tatsächlich findet man Nanopartikel bereits in unserer Nahrung. Sie werden als Hilfs- und Zusatzstoffe eingesetzt. Ein Beispiel ist Kieselsäure und andere siliziumhaltige Verbindungen. Die Industrie setzt sie als Rieselhilfe oder als Verdickungsmittel ein. Mit ihrer Hilfe verhindert man beispielsweise das Zusammenbacken von Kochsalzkristallen und pulverförmigen Lebensmitteln. So enthält Ketchup die „Nano-Säure“, damit es dickflüssiger wird. Man verwendet sie auch als Flockungsmittel in der Wein- und Fruchtsaftherstellung, damit sich gröbere Bestandteile der Flüssigkeiten nicht am Boden absetzen. Ob die Nanoteilchen allerdings im Lebensmittel in Form von Nanopartikeln vorliegen oder sich zusammenballen, weiß man nicht.

Das Bundesinstitut für Risikoforschung (BfR) berichtet, dass die Lebensmittelindustrie sogenannte „funktionelle Lebensmittel“ (siehe folgendes Kapitel) entwickelt, in denen Vitamine, Omega-3-Fettsäuren, Phytosterole und Aromen in Nanokapseln eingeschlossen werden, um sie dann im Körper gezielt und auf Kommando freizusetzen. Diese Kapseln nennt man „Nanotransporter“. Derartige „Nahrungsergänzung“ kennt man durch ihren Einsatz von bestimmten Silberpartikeln sowie Kalzium und Magnesium in Nanopartikel-Form. Ein Lebensmittelkonzern nennt diese Verfahrensweise „kontrollierte Bioverfügbarkeit" von Stoffen. Das kann man auch für Convenience Food einsetzen: Durch bestimmte Mikrowellenlängen bzw. Wattzahlen oder unterschiedliche Erhitzungsdauer könnte zum Beispiel Tiefkühlpizza nach Margherita, Quattro Stagioni, Hawaii oder Funghi schmecken, sozusagen eine „Pizza Multi".

Man findet Nanomaterialien auch in Küchengeräten und Lebensmittelverpackungen. Nanopartikel verhindern hier, dass Gase durch die Verpackung eintreten bzw. Flüssigkeit austritt. Sie könnten auch die mechanischen und Temperatur-Eigenschaften von Lebensmittelverpackungen verbessern. Man will sogar Verpackungsmaterialien entwickeln, die zeigen, ob die Kühlkette unterbrochen oder das Haltbarkeitsdatum überschritten wurde. Die zugehörigen Partikel werden „Nano-Sensoren" genannt. So arbeitet man beispielsweise an Mini-Spürnasen, die das Sauerwerden der Milch durch Rotfärbung anzeigen. Ein weiteres Beispiel hierzu sind Pralinen. Mithilfe der winzigen, unsichtbaren Titandioxidteilchen beschichtet, kann man die Schokolade viel länger lagern. Den Vorteil hat sich der US-Konzern Mars patentieren lassen. Auch Bier wird durch die moderne Technik viele Monate länger haltbar. Die beliebten Pommes können mit Hilfe nano-kleiner Keramikteilchen im Frittenfett bei niedrigen Temperaturen mit weniger Fett frittiert werden.

Mithilfe der Nanotechnologie kann man Lebensmittel auch länger frisch halten. Generell können Aussehen, Geschmack und Konsistenz verändert werden. Ein besonderer Trick ist das sogenannte „Einkapseln". Das bedeutet, dass wichtige Stoffe wie Vitamine, Mineralstoffe oder Aromastoffe von nanostrukturierten Materialien umgeben werden können. Damit sollen die Substanzen geschützt werden, aber eigentlich können die empfindlichen Stoffe auf diese Weise besser verarbeitet werden.

Sind gesundheitliche Risiken zu befürchten?

Um dies herauszufinden, muss man wissen, ob die Nanopartikel an eine Struktur, wie beispielsweise die Verpackung, fest gebunden sind, oder ob sie in den Körper gelangen, wie dies bei Lebensmitteln der Fall ist. Gesundheitliche Risiken können aufgrund ihrer geringen Größe, ihrer Form, ihrer hohen Beweglichkeit und größeren Reaktivität entstehen. Dass dies ein Problem für den menschlichen Körper darstellen kann, ist beispielhaft am Dieselruß und Feinstaub zu sehen.

Ob es tatsächlich Risiken beim Genuss von Lebensmitteln mit diesen Partikeln gibt, weiß man schlichtweg nicht. Grundsätzlich müssen Hersteller die Sicherheit ihrer Produkte garantieren. Inwieweit sie sich an diese Verpflichtung halten, können Sie an den Lebensmittelskandalen der letzten Jahrzehnte abschätzen.

Der Nano-Toxikologe und Biotechnologe Harald Krug untersuchte die gesundheitlichen Folgen von Nanopartikeln am Forschungszentrum in Karlsruhe im Rahmen des Projektes „NanoCare". Er führte Versuche an Tieren durch, die man Nanopartikel einatmen ließ. Es zeigte sich, dass Nanoteilchen Entzündungsreaktionen in der Lunge auslösen konnten. Diese waren umso heftiger, je kleiner die Partikel waren. Für Lebensmittel gibt es nur wenig Studien.

Jedoch könnten die Nano-Partikel sogar krebserregend sein. Wissenschaftler des GSF-Forschungszentrums für Umwelt und Gesundheit in Neuherberg bei München haben bei Versuchen an Ratten festgestellt, dass Titandioxid Lungenkrebs auslöst. Zwar sind Tierversuche nur sehr bedingt auf Menschen übertragbar, aber dass die Partikel völlig unbedenklich sind, kann man nach diesen Ergebnissen wohl nicht mehr annehmen. Rüdiger Haum vom Institut für ökologische Wirtschaftsforschung (IÖW) in Berlin meint dazu: „Es gibt momentan keinen Grund zur Panik oder für ein Moratorium, zur Besorgnis aber schon."

Am Berliner Bundesinstitut für Risikobewertung untersucht eine Projektgruppe die Risiken der Nanotechnologie im Lebensmittelbereich. Mal sehen, was sie entdecken. Um die gesundheitlichen Schäden herauszufinden, muss man erst noch geeignete Forschungsstrategien entwickeln. Das weltweit zweitgrößte Rückversicherungsunternehmen „Swiss Re" veröffentlichte 2004 einen Bericht über potenzielle Risiken künstlich hergestellter Nanopartikel. Darin werden die Partikel mit Asbest verglichen und die Autoren sind der Ansicht, dass „keine zumutbaren Ausgaben gescheut werden sollten, um die bestehenden Unsicherheiten im Zusammenhang mit nanotechnologischen Risiken zu klären“.

Nanopartikel überall?

Mit den Lebensmitteln gelangen die Nanopartikel in den Blutkreislauf, von dort aus in alle Organe. Selbst ins Gehirn können sie vordringen, da sie die Blut-Hirn-Schranke, die ansonsten den Eintritt der allermeisten Stoffe ins Gehirn verhindert, überwinden. Man weiß auch nicht, was die Partikel im Körper anrichten. Werden sie vom Immunsystem als Fremdkörper erkannt oder lösen sie Entzündungen oder Allergien aus? Auch ob sie sich in den Organen ablagern und welche Folgen das hat, weiß man nicht. Alles, was kleiner als 200 nm ist, wird nicht nur von den Fresszellen, die Bestandteil des Immunsystems sind, im Körper aufgenommen, sondern auch von anderen Zellen, die dafür eigentlich nicht gebaut sind. Auch ob man die Nanoteilchen im Notfall zurückholen kann, ist nicht erforscht.

Zuerst war die Anzahl der Lebensmittel, die die Nanopartikel enthielten, noch überschaubar. Das ist angeblich seit 2015 anders. Seitdem soll laut dem BÖLW (Bund Ökologische Lebensmittelwirtschaft) die Supertechnologie in 40 Prozent der Produktionsprozesse zu finden sein. Damit ist die Technik überall gegenwärtig. In der Natur findet man ebenfalls viele Teilchen in Nanogröße, beispielsweise gibt es Kasein, ein Eiweiß der Milch, als Nanoteilchen. Kocht man Pudding, können dabei Nanostrukturen entstehen. Derartige Nanostrukturen sind selbstverständlich problemlos. Welche Wirkungen absichtlich hergestellte und unlösliche Nanomaterialien dagegen haben, wird man erst sehen.

Woran erkenne ich ein Produkt mit Nanomaterialien?

Leider hat man dazu im Grunde keine Möglichkeit. Es besteht keine Kennzeichnungspflicht. Vieles rund um die Nanotechnologie spielt sich im Verborgenen ab. Deshalb kann der berühmte „mündige Bürger“ nicht selbst entscheiden, ob er das Risiko mit den Nanopartikeln eingehen will oder nicht. Man erfährt nur davon, wenn der Hersteller mit dem Einsatz von Nanotechnologie für sein Produkt wirbt. Dann weiß man jedoch immer noch nicht, ob tatsächlich Nanopartikel oder andere Nanomaterialien darin enthalten sind. Da überrascht es umso mehr, dass man 10 Jahre benötigt hat, um Stevia auf den Markt zu bringen, einen natürlichen Süßstoff, den einheimische Völker in Südamerika seit Jahrhunderten verzehren. Lebensmittel mit den neuen Nanopartikeln dürfen ungeprüft auf den Markt – sofern es sich um Produkte wie beispielsweise Ketchup handelt, den es schon jahrelang zu kaufen gibt.

Verbraucherschützer fordern eine eindeutige und verständliche Kennzeichnung von Nanotechnologien, nicht nur in Lebensmitteln. Auch die Festlegung entsprechender Standards hierfür wäre der Gesundheit der Bevölkerung sicherlich zuträglich. Ein spezielles Zulassungsverfahren für derartig veränderte Lebensmittel wäre sinnvoll, bislang gibt es ein solches aber leider nicht.

Zusammenfassend kann man sagen, dass die Nanotechnologie in der Medizin und anderen Bereichen möglicherweise ungeahnte Möglichkeiten bietet. Ob man die ungeprüften Zusatzstoffe jedoch Lebensmitteln zugeben sollte, ist fraglich. Mit anderen Worten: Will man sich auch vor diesen neuen Zusatzstoffen schützen, so bleibt wieder nur der Ausweg, zu Bioprodukten zu greifen, denn diese dürfen diesen „Schnickschnack" nicht enthalten. Wachsam muss man jedoch auch in dieser Branche sein.

Der Nutri-Score

Eine Orientierung über gesunde und weniger gesunde Lebensmittel soll der sogenannte Nutri-Score auf der Lebensmittelverpackung geben. Er soll helfen, den Nährwert einer Produktkategorie auf einen Blick zu vergleichen, aufgeteilt in eine fünfstufige Farb- und Buchstabenskala, von A/grün für die beste/gesündeste Nährwertzusammensetzung bis rot/E für die schlechteste/ungesündeste. Bewertet wird nach Kalorienmenge, gesättigten Fettsäuren, Salz- und Zuckeranteil. Positiv wird Eiweiß bewertet, Salz, Zucker und Fett negativ.

Allerdings sind die Angaben nicht immer eindeutig, da es Sonderregelungen gibt. Trockenfrüchte beispielsweise enthalten durch den Produktionsvorgang der Trocknung mehr Zucker pro Gramm, was für den Nutri-Score allerdings herausgerechnet wird, sodass sie nicht mit der roten Stufe gekennzeichnet sind. Bei Pommes Frites wird nicht mit einberechnet, dass sie frittiert werden und im Endeffekt mehr Fett enthalten. Im Unterschied dazu wird beim Müsli einkalkuliert, dass Milch hinzukommt. Ein weiteres Beispiel: Eine Fertigpizza enthält normalerweise viel Salz und Zucker. Wenn jedoch noch Gemüse für den Belag dazukommt, verbessert sich dadurch der Nutri-Score. Die Kennzeichnung „grün/A“ bedeutet also nicht automatisch „gesund“. Im Grunde ist der Score nur innerhalb ein und derselben Produktgruppe zur Orientierung hilfreich.

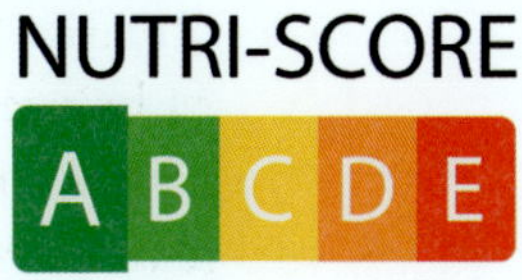

Nutri-Score

Functional Food

Immer wieder sieht man Lebensmittel im Supermarktregal und auch in Drogeriemärkten, die Zusätze enthalten, die Gesundheit, Vitalität, Wellness oder ein langes Leben versprechen. Sei es nun, dass man Vitamine, spezielle Fettsäuren oder auch besondere Joghurtkulturen (s. Anhang, Lexikon) darin findet. Man nennt diese Nahrungsmittel „Functional Food“. Die beworbenen Eigenschaften sind gefragt – nicht nur bei Lebensmitteln. Aber ist diese Ernährung wirklich gesünder?

Was ist Functional Food eigentlich?

„Funktionelle Lebensmittel“ oder „Functional Food“ sind Lebensmittel, die außer dem Zweck von Genuss und Ernährung auch noch Gesundheit und Wohlbefinden steigern sollen bzw. Krankheitsrisiken reduzieren. In den USA bewirbt man beispielsweise den Zusatz von Johanniskraut zu Büchsen-Erbsensuppe mit dem Slogan: „Hebt Ihre Stimmung“. Bei uns gibt es eine bestimmte Margarine, die – häufigen Genuss vorausgesetzt – den Cholesterinspiegel um 10 bis 15 Prozent senken soll.

Diese Wirkungen erreichen funktionelle Lebensmittel durch besondere Inhaltsstoffe, die beispielsweise das Immunsystem stärken oder den Aufbau einer gesunden Darmflora fördern sollen. Im Unterschied zu Nahrungsergänzungsmitteln handelt es sich dabei um „richtige" Lebensmittel und nicht um Tabletten oder Pülverchen. Man nennt sie auch die „Schlechtes-Gewissen-Nahrung", denn sie dienen Menschen, die sich nicht gesund genug zu ernähren glauben als eine Art „Absolution".

Womit fing das an?

Das Ganze begann mit probiotischem Joghurt, der zum ersten Mal im Jahr 1996 angeboten wurde. Dieses Produkt ist auch am besten untersucht. Es folgten sogenannte Präbiotika sowie mit antioxidativen Vitaminen angereicherte Erfrischungsgetränke (ACE-Säfte). Die Omega-3-Varianten von Brot und Eiern kamen erstmals 1998 auf den Markt. Der Begriff „Functional Food" stammt übrigens aus Japan.

Was gehört zu „Functional Food?"

Dazu gehören verarbeitete Lebensmittel wie beispielsweise probiotischer Joghurt, Präbiotika, Apfelessig, grüner Tee oder Kombucha. Aber auch Nahrungsmittel bzw. Getränke, die mit den ACE-Vitaminen (Vitamin A, C und E) und auch Selen angereichert sind und vor Sauerstoff bzw. den „freien Radikalen" (sind an der Entstehung verschiedener Erkrankungen, wie z. B. Krebs oder Arteriosklerose beteiligt und lassen den Körper altern) schützen sollen, gehören dazu. Sport-, Wellness-, Energy- und Frühstücks-Drinks, Wässer mit zugesetzten Wirksubstanzen oder Omega-3-Brot sind ebenfalls „funktionell".

Einige der Wirkstoffe kommen auch ganz natürlich in manchen Lebensmitteln vor, etwa die wichtigen Omega-3-Fettsäuren, die in relativ großen Mengen in Makrele und Lachs enthalten sind. Die zugesetzten Wirksubstanzen sind zahlreich. Bis zu 13 kann man z. B. in einem einzigen Getränk finden.

Pro- und Präbiotika

„Normaler Joghurt“ unterscheidet sich vom „probiotischen Joghurt“ dadurch, dass die Zutatenliste auf der Verpackung fehlt. Der Grund dafür ist, dass darin außer Milchinhaltsstoffen, Enzymen und Mikroorganismen-Kulturen keine weiteren Zusätze enthalten sein dürfen. Probiotische Varianten enthalten dagegen spezielle Bakterien, die in ausreichender Anzahl den sauren Magensaft überstehen und unbeschadet in den Darm gelangen, wo sie laut Hersteller dieser Nahrungsergänzungsmittel positiv wirken sollen.

Sind diese Probiotika außerdem mit den Ballaststoffen Oligofruktose oder Inulin angereichert, nennt man das „Präbiotika“. Diese Zusatzstoffe wiederum fördern ebenfalls die Aktivität und das Wachstum der erwünschten Darmbakterien. Man findet diese speziellen Ballaststoffe auch ganz natürlich in vielen Gemüsesorten wie Chicorée, Zwiebeln, Lauch, Spargel und Artischocken. Inzwischen bekommt man auch probiotischen Käse und Quark, probiotische Margarine und probiotisches Müsli.

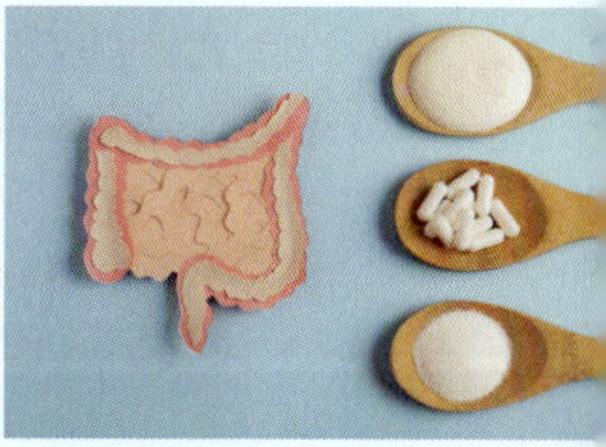

Probiotika

Tatsächlich tragen Milchsäurebakterien, die in den Darm gelangen, zu einer gesunden Darmflora bei – die üblicherweise vorhandenen in etwas geringerem Ausmaß als die probiotischen. Auch die normalen helfen, bestimmten Durchfallerkrankungen vorzubeugen. Auch die Verträglichkeit von Milchzucker wird erhöht. Deshalb können Menschen mit einer Laktoseunverträglichkeit (Laktose = Milchzucker) zumeist auch gesäuerte Milchprodukte essen und damit für eine ausreichende Kalziumzufuhr sorgen. Auch krebsvorbeugend sollen die probiotischen Milchsäurebakterien sein. Leider gibt es jedoch nur wenige Untersuchungen, die herkömmliche mit probiotischen Milchsäurebakterien in Lebensmitteln vergleichen. Dazu kommt, dass die heraufbeschworenen Wirkungen nur von einzelnen Bakterienstämmen erzielt werden. Damit sich diese auf Dauer im Darm ansiedeln, müssen sie regelmäßig gegessen werden. 100–200 g von dem Joghurt mit den besonderen Bakterien sollten es täglich schon sein.

Bei den Präbiotika sollte man auf Produkte achten, bei denen die genaue Menge der zugegebenen Oligofruktose oder Inulin angegeben ist, denn unter 10 g bringen sie nicht die gewünschte Wirkung. Generell sind nicht erhitzte, milchsaure Produkte zu empfehlen. Zu einer „darmfreundlichen" Ernährung gehört jedoch mehr als nur täglich ein wenig eines Produkts zu essen, das Milchsäurebakterien enthält, die die Magenpassage überstehen.

Welches „Functional Food" ist tatsächlich gesund?

Einige Hersteller können die Wirksamkeit ihrer funktionellen Lebensmittel mit wissenschaftlichen Studien belegen. Zu den funktionellen Lebensmitteln, die tatsächlich eine positive Wirkung haben, gehört Margarine, die mit Pflanzensterolen, auch Phytosterole genannt, angereichert ist. Diese Zusätze sind natürliche Inhaltsstoffe in Pflanzenölen, Nüssen, Saaten, Getreide, Obst und Gemüse. Sie verringern die Aufnahme von Cholesterin im Darm und senken somit dessen Spiegel im Blut. Für Personen mit stark erhöhten Cholesterinwerten können sie tatsächlich eine effektive zusätzliche Behandlungsmöglichkeit darstellen, um die notwendige Medikamentendosis zu senken.

Was meint das Gesetz dazu?

Seit dem 1. Juli 2007 ist sogenannte „Health Claims-Verordnung" der europäischen Gemeinschaft in Kraft, die nährwert- und gesundheitsbezogene Angaben auf Lebensmitteln regelt. Sie besagt, was man unter „fettarm", „ballaststoffreich", „reich an Kalzium" oder „light" zu verstehen hat. Damit will man verhindern, dass Lebensmittel wie Süßwaren, salziges Gebäck und Snacks mit positiven nährwert- oder gesundheitsbezogenen Angaben beworben werden und, dass die Ernährungsgewohnheiten, insbesondere von Kindern, ungünstig beeinflusst werden.

Inzwischen müssen Produkte mit dem Hinweis „energiereduziert" mindestens 30 Prozent weniger Kalorien enthalten als vergleichbare Lebensmittel. Dasselbe gilt für „Light"-Produkte. „Fettfrei/ohne Fett" dürfen nur noch Produkte genannt werden, die nicht mehr als 0,5 Prozent Fett pro 100 g oder 100 ml enthalten. „X Prozent fettfrei" ist nicht mehr erlaubt. Diese und über 20 andere Angaben wie „hoher

Gehalt an Kalzium“ oder „reich an Vitamin C“ sind nun verbindlich definiert.

In Zukunft dürfen somit im Gegensatz zu vorher ganz legal Aussagen zur Gesundheitsförderung oder Krankheitsprävention auf der Verpackung angebracht werden. Die Voraussetzung hierfür ist jedoch, dass sie wissenschaftlich nachgewiesen und in sogenannten Positivlisten aufgeführt sind, bzw. zugelassen wurden. So werden beispielsweise Kombucha gesundheitsfördernde Eigenschaften etwa bei Gicht, Rheuma, Diabetes mellitus, Impotenz und Krebs nachgesagt. Da es jedoch hierfür keine wissenschaftlichen Beweise gibt, darf in diesem Fall nicht mehr damit geworben werden.

Außerdem ist zukünftig verboten, dass ein Lebensmittel trotz hohem Fett-, Zucker- oder Salzgehalt als gesund tituliert wird. Bestimmte Konzentrationen an weniger gesunden Bestandteilen dürfen nicht mehr überschritten werden, wenn man einen Gesundheitseffekt dafür angeben will.

Zusammenfassend kann man sagen: „Functional Food“ ist für gesunde Menschen schlichtweg überflüssig. Es ist grundsätzlich keine Garantie für eine bedarfsgerechte und ausgewogene Kost und Ernährungsfehler lassen sich durch seinen Verzehr nicht kompensieren oder beseitigen. Eine gesunde Ernährung mit einem breiten Spektrum an Obst und Gemüse, mal roh und mal gekocht, wenig Fleisch, aber auch Fisch macht zusätzliche Ausgaben für Functional Food nicht nur überflüssig, sie hilft auch, Krebs und Herz-Kreislauferkrankungen sowie Verdauungsbeschwerden vorzubeugen. Auch weiß man, dass sogenannte sekundäre Pflanzenstoffe, die man völlig natürlich in Obst und Gemüse findet, die antioxidative Wirkung vieler Vitamine noch um ein Vielfaches übertreffen und steigern können. Am besten geht man mit Krankheiten zum Arzt und versucht es gar nicht erst mit „funktionellen Lebensmitteln“.

Umwelthormone

Man findet sie im Wasser oder in der Nahrung, in Kosmetika, Kinderspielzeug oder Alltagsgegenständen: Hormonaktive Substanzen, verkürzt oft „Umwelthormone“ genannt. Sie können auf verschiedenen Wegen in unseren Körper gelangen.

Sind Umwelthormone richtige Hormone?

Tatsächlich unterscheiden Wissenschaftlerinnen und Wissenschaftler zwischen körpereigenen Hormonen und Umwelthormonen. Letztere sind keine Hormone im eigentlichen Sinne, sondern Substanzen, die sich wie Hormone verhalten. Deshalb benennt man sie auch ganz anders: als Xenohormone oder „endokrine Disruptoren“ (Disruptor bedeutet: hormonähnliche Substanz, im Englischen „Störer“), oder eben als Umwelthormone. Inzwischen findet man diese so gut wie überall in der Umwelt.

Die Weltgesundheitsorganisation (WHO) hat 800 Stoffe identifiziert, die hormonell wirksam sind. Von diesen Substanzen genügen schon winzige Mengen, um unseren Körper durcheinander zu bringen. Beim Menschen sind davon vor allem Ungeborene und Kleinkinder betroffen, die auch unter erheblichen Langzeitfolgen leiden müssen. Die hormonähnliche Wirkung der Substanzen erkennt man oft erst, wenn Störungen sichtbar geworden sind. Dann kann es zu Verboten kommen.

Schon lange werden Weichmacher im Plastik kritisiert. Dazu gehören vor allem Bisphenol A und Phthalate. Die Europäische Union (EU) hat ihre Verwendung mehrfach eingeschränkt. So dürfen seit 2007 bestimmte Phthalate nicht mehr bei der Produktion von Babyartikeln und Kinderspielzeug verwendet werden. Ähnliches gilt für Lacke, Farben und Kosmetika. Bei Lebensmittelverpackungen wurden immerhin die Grenzwerte gesenkt. Leider findet man sie nach wie vor in Medizinprodukten und Medikamenten, sogar in hoher Konzentration. Das betrifft zum Beispiel Blut- und Infusionsbeutel sowie Arznei-Kapseln.

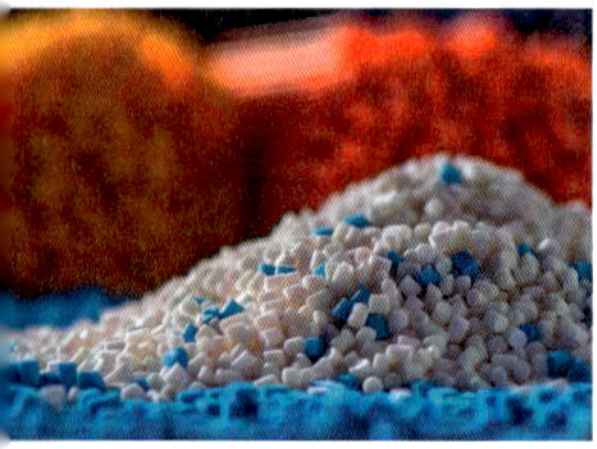

Plastik

Umwelthormone in unserem Körper

Was wären wir nur ohne Plastik? Wir nutzen es nahezu überall und für alles. Leider birgt der wertvolle Stoff auch Gesundheitsrisiken, denn in vielen Kunststoffartikeln stecken chemische Inhaltsstoffe, die auf unser Hormonsystem einwirken.

Aber nicht nur in Plastik findet man diese Substanzen. Mittlerweile sind sie in der Luft, im Boden sowie im Wasser vorhanden. Leider sind sie immer noch nicht ausreichend reguliert, kritisiert Hubert Weiger, Präsident des Naturschutzbundes BUND: „Wir haben die Bevölkerung mit dem höchsten Umweltbewusstsein, die aber gleichzeitig den meisten Chemikalien schutzlos und ohne jede Information ausgesetzt ist."

Zu den bekanntesten Umwelthormonen zählen die Polychlorierten Biphenyle (PCB). Früher wurden sie vor allem als Hydraulik- oder Isolieröle verwendet. Dazu gehören auch Weichmacher wie Phthalate und Bisphenol A (BPA), die bei Verbrennungsprozessen entstehenden Dioxine oder das früher großflächig zur Insektenbekämpfung eingesetzte DDT. „Einige dieser Substanzen sind schon seit Jahren verboten, finden sich jedoch noch immer in der Umwelt", sagt der Professor Dr. rer. nat. Josef Köhrle, ehemaliger Direktor des Instituts für Experimentelle Endokrinologie an der Charité-Universitätsmedizin Berlin und Präsident der DGE (Deutsche Gesellschaft für Endokrinologie). Polychlorierte (vielfach chlorierte) Biphenyle werden seit Beginn der 80er-Jahre in vielen Ländern nicht mehr hergestellt und seit 2001 sind sie weltweit verboten. Dennoch kann man sie noch heute auf der ganzen Welt nachweisen – auch in unserem Körper. Sogar in den Polarregionen kann man sie finden. Dorthin gelangten sie über Luft- und Wasserströmungen.

Da viele endokrine Disruptoren aufgrund ihrer chemischen Struktur sehr stabil sind, reichern sie sich in der Umwelt, in der Nahrungskette und letztlich auch im Fettgewebe von Menschen an. Auf diese Weise könnten auch ursprünglich geringe Konzentrationen zu gesundheitlich relevanten Belastungen führen. „Wir beobachten beispielsweise, dass Jugendliche früher in die Pubertät kommen, und Übergewicht und Diabetes, aber auch Entwicklungsstörungen bei Kindern zunehmen", erklärt Prof. Dr. Gallwitz, kommissarischer Direktor der Medizinischen Klinik IV am Universitätsklinikum Tübingen. Derzeit stuft man mehr als 1.000 Substanzen als endokrine Disruptoren ein. Man kennt ca. 100.000 chemische Verbindungen, von denen bisher nur ein kleiner Bruchteil auf mögliche endokrin aktive, schädliche Wirkungen geprüft sind.

Fachgesellschaften, die sich mit Hormonen weltweit beschäftigen, fordern, die bereits als endokrine Disruptoren bekannten Substanzen konsequent aus dem Verkehr zu ziehen. Zusätzlich sollten neue chemische Substanzen auf ihre Unbedenklichkeit geprüft werden – und zwar bevor sie in großem Maßstab produziert und in Umlauf gebracht werden. Es ist selbstverständlich auch nicht sinnvoll, bekannte endokrine Disruptoren durch verwandte, aber noch wenig untersuchte Verbindungen zu ersetzen. Diese könnten das Hormonsystem aus der Balance bringen und ebenfalls die Gesundheit gefährden – nur: das weiß man eben noch nicht. „Nur wenn Produzenten und Vertreiber nachweisen müssen, dass neue Substanzen nicht als endokrine Disruptoren wirken, können auch gesundheitliche Risiken verhindert werden“, so Prof. Dr. Köhrle.

Was müsste geschehen?

Damit man das Problem in den Griff bekommt, müssten die Vorgaben der WHO zunächst einmal umgesetzt werden. Dazu gehört eine einheitliche Definition für endokrine Disruptoren, die konsequent angewendet und in den noch unterschiedlichen Prüfverfahren für neue Substanzen EU-weit einheitlich beachtet werden sollte. Davon ist man leider noch weit entfernt. Dann sollte man die Informations-, Kennzeichnungs- und Meldepflicht für endokrine Disruptoren konsequent umsetzen. Schließlich sollte man die Forschung und die Entwicklung von Testmethoden zum schnelleren und sicheren Nachweis der Wirkung von endokrinen Disruptoren intensivieren. „Wir müssen erreichen, dass nicht wie bisher erst nach dem Auftreten von Gesundheitsschäden reagiert wird“, fordert Prof. Köhrle, „sondern dass das in der EU geltende Vorsorgeprinzip auch auf die endokrinen Disruptoren konsequent angewendet wird.“

Wie funktionieren Umwelthormone?

Umwelthormone können die natürliche biochemische Wirkung von unseren körpereigenen Hormonen auf verschiedenen Ebenen stören.

Das betrifft zum Beispiel die Stärke der Wirkung, die Hormonkonzentration und die Art der Hormonwirkung.

Alle drei Faktoren können über verschiedene Wirkmechanismen verändert werden. Dies geschieht beispielsweise, indem eine Substanz auf den Hormonrezeptor, also die Zielzelle eines Hormons, einwirkt. Dies ist aufgrund von chemischer Strukturähnlichkeit zu den natürlichen Hormonen möglich. So kann das Umwelthormon direkt an die zugehörigen Hormonrezeptoren in den Zellen eines Organismus andocken und so die Wirkung der natürlichen Hormone abschwächen (Antagonisten) oder verstärken (Agonisten).

Dadurch können nicht wieder rückgängig zu machende Effekte entstehen, wie beispielsweise die Störung der Entwicklung eines Organismus, die Förderung bestimmter Krebsarten beim Menschen und die Gefährdung ganzer Tiergesellschaften, etwa durch die deutliche Verschiebung von Geschlechterverhältnissen bei Wildtieren. Gemeinsam ist allen Umwelthormonen, dass sie hormonelle Vorgänge im menschlichen Körper imitieren oder stören. Aber nicht nur Wirbeltiere produzieren Hormone. Das gilt auch für andere Organismengruppen wie beispielsweise Schnecken, Krebstiere oder Insekten. Deren Hormone können denen der Wirbeltiere sehr ähnlich sein.

Gab es in der Vergangenheit bereits Schäden durch Umwelthormone?

Schäden an Leib und Seele – auch bei Tieren – durch Umwelthormone sind bereits vorgekommen, beispielsweise durch DDT, ein Pestizid (Schädlingsbekämpfungsmittel), das man zu den Umwelthormonen zählt. Es ist vermutlich dafür verantwortlich, dass der Weißkopfseeadler und zahlreiche andere Vögel fast ausgestorben wären. Nur eingeleitete Schutzmaßnahmen und Verbote halfen.

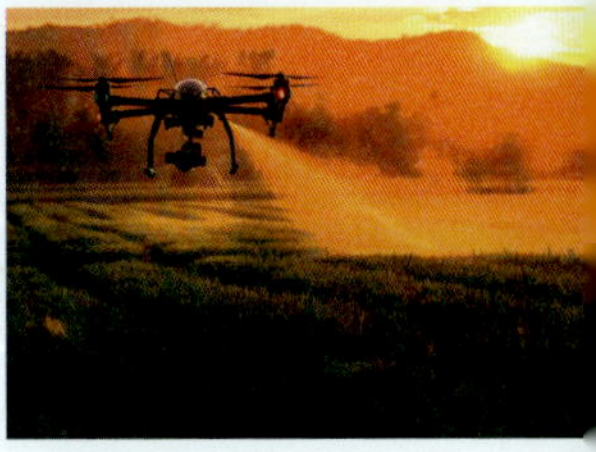
Schädlingsbekämpfung

Ein weiteres bedeutendes Beispiel ist der Rückgang der Ostsee-Robbenbestände durch eine Fortpflanzungsstörung, die auf PCB (Polychlorierte Biphenyle)-Verschmutzung zurückzuführen war. Auch kam es bereits zu einer Entwicklung von männlichen

Geschlechtsorganen in weiblichen Meerestieren durch TBT (Tributylzinn)-Verbindungen.

Wie wirken Umwelthormone in unserem Körper?

Umwelthormone wirken in unserem Körper, wenn sie eine Stelle bei uns finden, an die sie andocken können – statt des eigentlichen Hormons. Lagern sich die Umwelthormone dort an, werden all diese Stellen besetzt und die Zelle bildet mehr Rezeptoren, damit sie die jeweilige Substanz besser aufnehmen kann. Dadurch werden wir empfindlicher für den hormonell wirksamen Stoff. Irgendwann sind alle Rezeptoren besetzt. Aber schon davor, wenn die Hälfte blockiert ist, schalten sich die zuständigen Gene ab und andere Erbfaktoren beginnen, die Reaktion zu hemmen.

Eine andere Wirkung betrifft die körpereigenen Hormone. Die unheilvollen Substanzen wirken genauso wie sie und wenn es zu viel wird, reduzieren unsere Hormondrüsen ihre Produktion. Andere Umwelthormone deaktivieren oder behindern unsere körpereigenen Hormone, indem sie Transportmoleküle besetzen, mit deren Hilfe beispielsweise Testosteron ins Gehirn gelangt.

Zudem kann es vorkommen, dass die Umwelthormone Enzyme (s. Anhang, Lexikon) angreifen, die zur Bildung von Hormonen benötigt werden. Dann ist es möglich, dass der Abbau von bestimmten Hormonen verlangsamt wird. Mögliche Folgen sind beispielsweise, dass die Konzentration bestimmter Hormone ansteigt. Ist etwa Östrogen betroffen, kann es zur Verweiblichung kommen. Wie bei wirklichen Hormonen reichen für eine Störung des Hormonhaushalts bereits winzige Mengen eines Umwelthormons aus.

Welche gesundheitlichen Beeinträchtigungen sind zu erwarten?

Bedenklich sind die Substanzen v. a. während der Schwangerschaft und in der frühen Kindheit, denn dann greifen sie in die Entwicklung ein. Eine mögliche Folge für Kinder ist, dass die Umwelthormone nicht nur die Anzahl der gebildeten Fettzellen, sondern auch die Art, wie der Körper Nahrung verarbeitet, dauerhaft beeinflussen. Das wirkt sich auf das spätere Leben aus, denn dadurch werden Übergewicht, Herz-Kreislauferkrankungen, Typ-2-Diabetes und das Schlaganfall-Risiko gefördert.

Mutter-Kind-Studien an 600 Teilnehmern zeigten deutlich, dass Umwelthormone die Anzahl der Asthma- und Neurodermitisfälle erhöhen. Bei allen Teilnehmern wurden Rückstände von Phthalaten im Blut nachgewiesen. Diese hatten einen starken Einfluss auf die Krankheitsfälle, beispielsweise auf die Entwicklung einer Neurodermitis im ersten bis zum dritten Lebensjahr.

Aber nicht nur das: Auch das Krebsrisiko kann bei Jugendlichen, die als Babys und Kleinkinder besonders vielen hormonwirksamen Substanzen ausgesetzt waren, ansteigen. Ganz allgemein gelten Umwelthormone als eine mögliche Ursache für mehr hormonabhängige Krebsarten. Dies betrifft Brust-, Hoden- und Prostatakrebs, aber auch Gebärmutter- und Schilddrüsenkrebs.

Hinzukommen Stoffwechselerkrankungen wie Unfruchtbarkeit und Fehlbildungen der Geschlechtsorgane, Diabetes und Adipositas. In der westlichen Welt bringt inzwischen jeder zweite Erwachsene zu viele Kilos auf die Waage, jeder sechste ist fettleibig. Auch das durchschnittliche Geburtsgewicht von Babys steigt seit dem Jahr 2000 kontinuierlich an. In den letzten 30 Jahren hat sich die Zahl der Übergewichtigen verdoppelt. Die Gründe dafür sind zwar auch ungesundes Essen und ein bewegungsarmer Lebensstil – aber eben nicht nur.

Man kann die Frage, wie Umwelthormone wirken, nicht immer eindeutig beantworten. Dies liegt auch daran, dass wir vielen Umwelteinflüssen ausgesetzt sind. Andere Länder sind da vorsichtiger: So vermuten Wissenschaftler, dass Phthalate die Bildung des männlichen Sexualhormons Testosteron stören. Dies hat zur Folge, dass die Spermienqualität sinkt. Dänemark hat da keine weiteren Beweise abgewartet und Phthalate einfach verboten.

Wo findet man Umwelthormone?

Umwelthormone sind in vielen Plastikprodukten, Autozubehör und im Essen zu finden, aber auch in Kinderspielzeug, in Pestiziden für die Landwirtschaft oder in Bioziden für die Schädlingsbekämpfung

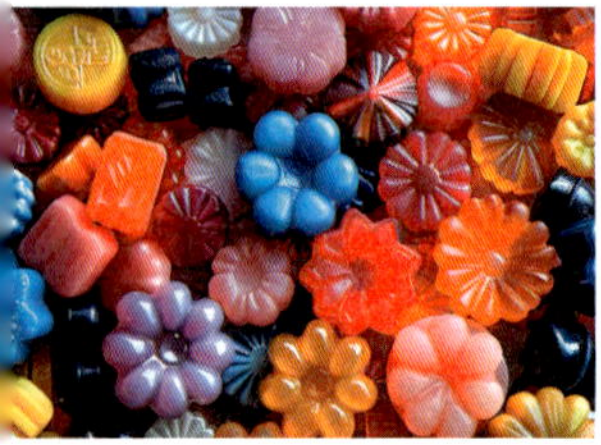

Plastikspielzeug

außerhalb davon. Jedes dritte Kosmetikum ist betroffen. Schließlich stecken sie auch noch in Medikamenten und sie reichern sich in der Luft, im Boden und im Wasser an. Aufgrund ihrer geringen Größe gelangen sie über den Atem, aber auch durch die Haut in die Körper von Tieren und Menschen und greifen dort in das Hormonsystem ein. Das erkennt man in der Regel erst, wenn Störungen auftreten. Häufen sich diese Fälle, kann es zu Verboten kommen. Zurzeit betrifft das z. B. Weichmacher im Plastik.

Im Folgenden finden Sie eine Tabelle mit einigen Umwelthormonen und worin sie vorkommen:

Umwelthormon/e	Enthalten in
Atrazin	Pestiziden
Benzylsalicylate	Kosmetika
Oxybenzon (Benzophenone-3)	Kosmetika
BHT (Butylhydroxytoluol)	Kosmetika
Bisphenol A (BPA)	Kunststoffen (Polycarbonat) und Epoxidharzen
Carbaryl, 2,4-Dichlorphenoxyessigsäure, Malathion	Pestiziden
Diethylstilbestrol	Medikamenten
Dioxine	Abfallprodukten verschiedener Verbrennungsprozesse
Ethinylestradiol	Medikamenten, vor allem zur Empfängnisverhütung
Parabene	Kosmetika, Lebensmitteln, Medikamenten

PCB (Polychlorierte Biphenyle)	Künstlichen Stoffgemischen, v. a. für elektrotechnische Bauteile, Fugenmassen und Anstrichen
Phthalate	v. a. Weichmachern für Kunststoffe
Propylparaben	Kosmetika
Tamoxifen	Medikamenten zur Behandlung von Brustkrebs
Triclosan und Triclocarban	Kosmetika

Unsere Sonnenschutzmittel sind besonders belastet. Eine Studie an der Charité in Berlin zeigte, dass bestimmte UV-Filter eine stark östrogene Wirkung haben. Substanzen mit hormoneller Wirkung sind in UV-Sonnenschutzmitteln, -cremes und -sprays erlaubt. Dabei handelt es sich beispielsweise um Stoffe wie Bisphenole und Enzacamen (Methylbenzylidene-Camphor, MBC). Sie bleiben nicht nur auf der Haut, sondern werden in den Körper aufgenommen. Im Blut und im Urin von Kindern entdeckte man Abbauprodukte der Sonnenschutzmittel sogar noch im Herbst, als sie schon nicht mehr verwendet wurden.

In welchem Umfang schützen uns Gesetze?

Die Überlegungen für einen Schutz fanden zwar bereits in den 1990er Jahren statt. Aber erst jetzt sehen drei der vier großen europäischen Verordnungen für Pflanzenschutzmittel, Biozide und Chemikalien (REACH) eine gefährlichkeitsbasierte Regulierung von Umwelthormonen vor. Nach wie vor untersucht die Europäische Kommission, unter welchen Bedingungen ein endokriner Disruptor zugelassen werden kann.

Das Umweltbundesamt vertritt die Position, dass eine Zulassung nur erfolgen sollte, wenn es keine Alternativen gibt und der Nutzen für Mensch, Umwelt und Gesellschaft höher als das Risiko ist. Gemäß der EU-Biozid-Verordnung (EU 528/2012) und zudem der

EU-Pestizid-Verordnung (EG 1107/2009) dürfen Umwelthormone aufgrund ihrer gefährlichen Eigenschaften nur in Ausnahmefällen zugelassen, also vermarktet werden.

Professor Dr. rer. nat. Josef Köhrle warnt: „Seit Jahrzehnten beobachten wir eine zunehmende Beeinträchtigung der männlichen und weiblichen Fruchtbarkeit". Als Beispiel führt er an, dass fünf bis zehn Prozent der Frauen im gebärfähigen Alter am Polyzystischen Ovarialsyndrom (PCOS) leiden. Dieses ist für Zyklusstörungen, Zysten in den Eierstöcken und ungewollte Kinderlosigkeit verantwortlich. Es besteht auch kein Zweifel daran, dass bestimmte endogene Disruptoren wie Bisphenole oder Phthalate an seiner Entstehung beteiligt sind, die bei der Herstellung von Kunststoffen, vielen Haushaltsgegenständen und Körperpflegemitteln verwendet werden.

Tatsächlich stimmten Vertreter der EU-Mitgliedstaaten bereits Anfang Juli 2017 einem Vorschlag der Europäischen Kommission zu, „wissenschaftliche Kriterien für die Bestimmung endokriner Disruptoren im Bereich Pflanzenschutzmittel" anzuwenden. Aber dazu meint Prof. Köhrle: „Was zunächst einmal gut klingt, ist bei genauer Betrachtung eine halbherzige Angelegenheit. Die Kriterien der EU-Kommission lassen Schlupflöcher offen." Er weist auf die Ausnahmen für einige in der Landwirtschaft eingesetzte Pestizide hin. Diese verfügen über einen bestimmten Wirkungsmechanismus, um in das endokrine System des Schädlings einzugreifen und damit seine Vermehrung zu unterbinden.

Prof. Köhrle führt „Fipronil" als Beispiel an. Es wirkt als Umwelthormon auf Gehirn und Nervensystem und kann auch an die Nachkommen weitergegeben werden. Er warnt: „Bei Menschen und Säugetieren ist es zwar nicht der gleiche Rezeptor für Sexualsteroid-Hormone wie bei den Insekten, aber erstere verfügen über eine Gruppe von verwandten Rezeptoren. Das könnte also zu den bereits genannten Erkrankungen führen".

Fachleute wünschen sich schon lange, dass man bei gesundheitsschädlichen Produkten bessere Schutzmaßnahmen ergreift. Bei manchen krebserregenden Stoffen ist das auch geschehen. So wurden zum Beispiel Dioxine stark reduziert, da es technische und rechtliche

Maßnahmen auf politischer Ebene gab. Sogar Verbote waren möglich, so für den chlorierten Kohlenwasserstoff PCP (Pentachlorphenol) oder die Polychlorierten Biphenyle (PCB). Prof. Köhrle fordert: „Wie bei karzinogenen (krebserregend, Anmerkung der Verfasserin) Stoffen sollte sich in der Politik das Vorsorgeprinzip durchsetzen. Bereits der Verdacht einer Gesundheitsgefährdung sollte ausreichen, um eine Substanz vom Markt zu nehmen".

Die großen internationalen endokrinologischen Fachgesellschaften hatten deutlich vor einer Annahme der EU-Kriterien gewarnt – ohne Erfolg. Prof. Köhrle fordert: „Aufklärungsmaßnahmen für besondere Bevölkerungsgruppen wie etwa schwangere Frauen und ein nationaler Aktionsplan zum Schutz vor solchen Umwelthormonen sind unverzichtbar." Generell fordern Experten der Deutschen Gesellschaft für Endokrinologie (DGE), die endokrinen Disruptoren aus dem Verkehr zu ziehen. Endokrinologische Fachgesellschaften weltweit fordern, die bereits als endokrine Disruptoren bekannten Substanzen konsequent zu verbieten. Außerdem müssten neue chemische Substanzen auf ihre Unbedenklichkeit geprüft werden, bevor sie in großem Maßstab produziert und in Umlauf gebracht würden, so die Experten.

Neueste Forschungsergebnisse

In der SWR-Fernsehsendung „Planet Wissen" vom April 2022 wurden die Untersuchungen von Frau Prof. Beate Ritz, deutschstämmige Lehrstuhlinhaberin für Umweltmedizin an der Universität Kalifornien, vorgestellt. Sie wollte wissen, welche Substanz die Nerven so angreift, dass Parkinson entstehen kann. Dafür sah sie sich die Sterbedaten der Bewohner des Central Valley in Kalifornien an. In diesem Gebiet wird sehr intensiv Landwirtschaft mit Pestizidverteilung vom Flugzeug aus betrieben.

Gerade in den stark bewirtschafteten Landesteilen war Parkinson bei den Anwohnern häufig. Frau Prof. Ritz führte dies – gemäß ihren Untersuchungen – auf bestimmte Insektizide zurück, die das Nervensystem von Insekten derart stören, dass die Tiere sterben und wies auf Gemeinsamkeiten zwischen dem tierischen und menschlichen

Nervensystem hin, da die Grundbausteine des Nervensystems immer dieselben sind. Schädigen die Pestizide das tierische Nervensystem, gilt Ähnliches für unsere Nerven. Die Tiere sterben, wir entwickeln eine Demenzerkrankung.

Wie kann ich mich selbst schützen?

Leider sind die Möglichkeiten des Selbstschutzes sehr begrenzt, da man Umwelthormone weder sehen noch riechen kann. Eine Möglichkeit besteht darin, beim Kauf von Plastik-Produkten auf den Zusatz „PVC-frei" zu achten, denn PVC kommt im Gegensatz zu einigen anderen Kunststoffen nicht ohne Weichmacher aus. Im ökologischen Anbau dürfen keine künstlich hergestellten Pestizide angewendet werden, sodass man sich also durch den Kauf von Bioprodukten weniger belastet.

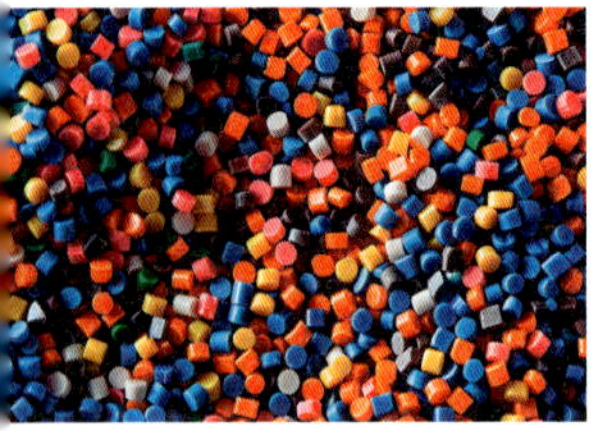

PVC im Plastik

Der Bund für Umwelt- und Naturschutz (BUND) hat einen Produktcheck entwickelt, der Verbrauchern dabei hilft, Kosmetikartikel (und Kinderspielzeug) auf hormonell wirksame Schadstoffe zu testen. Dafür gibt es die kostenlose App „ToxFox". Ein Lichtblick ist, dass es mittlerweile Weichmacher gibt, die einige der besonders schädlichen Substanzen ersetzen können.

Sogar in einem Land wie Deutschland sind die Wirkungsweisen von Umwelthormonen noch wenig erforscht. Deshalb fordert Hubert Weiger vom BUND, diese Lücke in der EU-Gesetzgebung zu schließen: „Wir haben genügend Alternativen. Wir können diese Stoffe beispielsweise aus den Kosmetika verbannen. Das führt natürlich zu höheren Herstellungskosten. Deswegen wird das von der Industrie abgelehnt. Aber wir bezahlen hierfür letzten Endes mit unserer Gesundheit."

Superfoods

Gesund, jung und schön – wer möchte das nicht sein? Superfoods aus Brasilien und anderen weit entfernten Orten scheinen das zu bieten. Jedoch sind viele heimische Lebensmittel oft genauso nährstoffreich und somit wertvoll. Was alles als „Superfood“ verkauft wird, kann man – freundlich formuliert – nur als abenteuerlich bezeichnen. Dagegen gibt es mehrere Gründe, die für heimische Lebensmittel sprechen: Sie sind kostengünstiger und auch besser für die Umwelt. Der Grund dafür sind kürzere Transportwege, die Energie und damit schädliche Klimagase einsparen. Ganz davon abgesehen hat bisher kein „Superfood“ einen Health Claim (Genaueres s. Kapitel „Functional Food“) von der Europäischen Behörde für Lebensmittelsicherheit bekommen. Alle diesbezüglichen Anträge für „Superfoods“ wurden abgewiesen.

Was ist eigentlich der ORAC-Wert?

Verfechter, die „Superfoods“ als besonders wertvoll anpreisen, geben als Grund dafür gerne den „ORAC-Wert“ der Lebensmittel an. ORAC ist die Abkürzung für „Oxygen Radical Absorbance Capacity“. Der ORAC-Wert ist ein Maß für die chemische Fähigkeit, Sauerstoffradikale unwirksam zu machen. Es geht also um den Schutz vor freien Radikalen und die antioxidative Wirkung.

Dabei handelt es sich allerdings um einen reinen Laborwert, der im Reagenzglas bestimmt wird. Dafür muss das Lebensmittel zunächst in eine Reagenzglas-taugliche Form überführt werden. Das kann jedoch den komplexen Prozess des Verzehrs eines Lebensmittels, somit den gesamten Verdauungsprozess, gar nicht abbilden. Davon abgesehen genügt ein einzelner Test nicht, um die antioxidative Wirkung – also den Schutz vor schädlichen Sauerstoffmengen – zu erfassen. Der ORAC-Wert ist somit keine verlässliche Grundlage für eine Aussage zur gesundheitlichen Bedeutung eines Lebensmittels.

Schadstoffe kommen mit

Kommen Lebensmittel von weither, können sie „exotische“ Pestizide mitbringen, die bei uns verboten sind. So fand Öko-Test in der Ausgabe 7/2022 zum Teil massive Schadstoffbelastungen in Superfood-Produkten. Die Öko-Tester entdeckten 16 verschiedene Pestizide in den roten Goji-Beeren. Sie erteilten fünfzehn von 22 untersuchten „Superfoods“ die Note ungenügend oder mangelhaft. Das ging so weit, dass eine Probe von Chia-Samen als nicht verkehrsfähig bezeichnet wurde. Der Grund dafür war, dass die massiv gesundheitsschädlichen Unkrautvernichtungsmittel Diquat und Paraquat darin vorkamen.

Das ist nicht neu: Bereits 2013 stellte eine Untersuchung von Greenpeace in chinesischen Goji-Beeren deutliche Pestizid-Rückstände fest. Dazu kommen Mineralöl, Feinstaub, Cadmium, andere Keime und Schimmelpilze. Besondere Vorsicht ist geboten, wenn Produkte im Internet angeboten werden, bei denen man weder das Herkunftsland noch die Produktionsbedingungen erkennen kann.

Man kann natürlich im Bioladen oder Reformhaus seines Vertrauens unbelastetes „Superfood" kaufen. Hier gilt es jedoch zu beachten, dass bereits die Produkte an sich Nebenwirkungen haben können. Goji-Beeren stehen z. B. im Verdacht, Wechselwirkungen mit einigen Blutverdünnern auszulösen. Um sich vor diversen Nebenwirkungen zu schützen, sollte man auch hochkonzentrierte Extrakte wie die Maca-Wurzel oder die Spirulina-Alge nicht regelmäßig zu sich nehmen. Doch damit nicht genug: In Pillen und Pulvern aus Moringabaum-Blättern fanden die Chemischen und Veterinäruntersuchungsämter Stuttgart Salmonellen.

Die Ökobilanz der „Superfoods" ist aufgrund der langen Transportwege wenig vorteilhaft. Die starke Nachfrage verändert zum einen auch die Anbaumethoden: Statt nachhaltiger Bewirtschaftung mit geringen Erträgen entstehen Monokulturen mit hohem Ertrag und der Anwendung vieler Pestizide. Selbstverständlich gefährdet dies die langfristige Produktivität des Ökosystems. Zum anderen hat die hohe Abnahme hierzulande in der Regel höhere Preise für die Produkte im Erzeugerland zur Folge. Damit können sich die Produzenten ihre eigenen Lebensmittel nicht mehr leisten.

Ein guter Ansatzpunkt ist hier, dass die Universität Hohenheim Yacon, Chia und Quinoa auf deutsche Äcker bringt – die Ökobilanz ist besser und die Gesetze sind strenger als im Ursprungsland. Zudem wurden bereits gute Ernte-Ergebnisse erzielt. Noch weiß man jedoch nicht, ob die hiesigen Landwirte auf diesen Zug aufspringen werden.

Im Folgenden wollen wir uns nun einige der angeblich so wertvollen Lebensmittel und ihre heimischen Alternativen einmal ansehen.

Heimische Alternativen für exotische Superfoods

Chiasamen stammen ursprünglich aus Chia in Südamerika. Lässt man sie in einer Flüssigkeit aufquellen, bekommen sie eine schleimige Konsistenz. Mehr als 15 g am Tag sollte man von diesen schwarzen Körnchen nicht essen, denn sie quellen sehr stark. Hat man dann nicht genug getrunken, kann dies zu Verdauungsproblemen führen. Chiasamen sind eiweißreich, enthalten viel Kalzium und Vitamin A sowie die vor allem für Veganer wichtigen Omega-3-Fettsäuren.

Aber Leinsamen enthalten mehr davon bei einem Zehntel des Preises. Auch Ballaststoffe enthalten sie genauso viel, und sie sättigen genauso gut. Zusätzlich enthalten sie viel Eiweiß und das Mangelvitamin Folsäure. Hinzu kommen reichlich Mineralstoffe wie Kalium, aber auch die Vitamine E und B. Und es ist wissenschaftlich bewiesen, dass sie den Cholesterinspiegel und den Blutdruck positiv beeinflussen. Dass Leinsamen der Verdauung auf die Sprünge helfen, ist bekannt. Dies ist vor allem dann der Fall, wenn sie geschrotet sind und viel zu ihnen getrunken wird. Alle Eiweißbausteine, die wir benötigen – essenzielle Aminosäuren genannt – sind enthalten. Leinsamen haben auch den höchsten Anteil an Omega-3-Fettsäuren aller Ölsaaten, besonders die Linolsäure. Das ist gut für die Durchblutung der Arterien und wirkt blutdrucksenkend. Man muss nur auf ihre Herkunft achten, denn es gibt sie auch als Importware beispielsweise aus China.

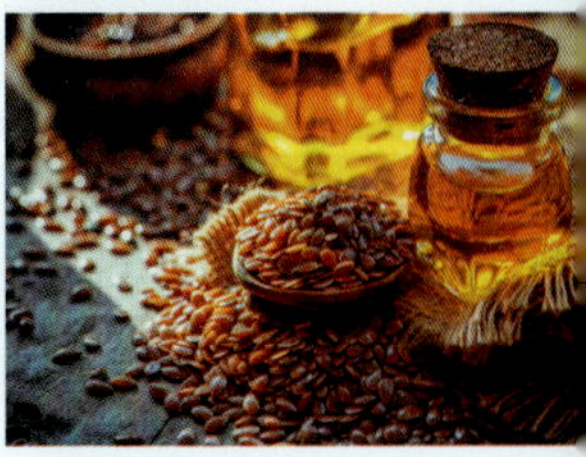
Leinsamen

Die kleine rote Gojibeere stammt ursprünglich aus China sowie der Mongolei und ist dort ein fester Bestandteil der traditionellen Medizin. Bei uns landet sie vor allem in Müslis oder Powerriegeln, wo sie Energie liefern soll. Tatsächlich ist sie reich an vielen gesunden Inhaltsstoffen. 50 g davon decken beispielsweise den täglichen Eisenbedarf, dazu liefert sie diverse Spurenelemente und Eiweißbausteine. Die getrocknete Beere enthält viele Mineralstoffe, neben Eisen vor allem Kalzium, und wirkt antioxidativ, schützt also vor negativen Wirkungen des Sauerstoffs. Bezüglich Vitamin C gilt die Gojibeere als Wunderfrucht. Man schreibt ihr heilende Effekte bei Hyperglykämie (zu hoher Blutzuckerspiegel) ebenso wie bei Leber- und Nierenfunktionsstörungen zu. Allerdings hört man von diesen Beeren auch immer wieder im Zusammenhang mit Allergien. Auch Kreuzallergien mit anderen Früchten sind möglich, eventuell sogar mit Nüssen. Zudem sollte man bei Gerinnungshemmern aufpassen, da Wechselwirkungen mit diesen Medikamenten möglich sind.

Die gute Nachricht: Unsere Beeren können sehr gut mit der exotischen Variante mithalten. So enthalten beispielsweise Sanddornbeeren neben der einheimischen Hagebutte und den schwarzen Johannisbeeren am meisten Vitamin C von allen Beeren – weltweit. Außerdem findet man Mineralstoffe, sekundäre Pflanzenstoffe und gesunde, ungesättigte Fettsäuren in den Beeren. Die schwarze Johannisbeere wirkt antioxidativ und im frischen Zustand ist sie aufgrund ihres hohen Wassergehalts kalorienärmer als das exotische Superfood. Um aus Sanddornbeeren möglichst viele gesunde Inhaltsstoffe aufnehmen zu können, sollte man sie am besten frisch gepresst als Saft zu sich nehmen.

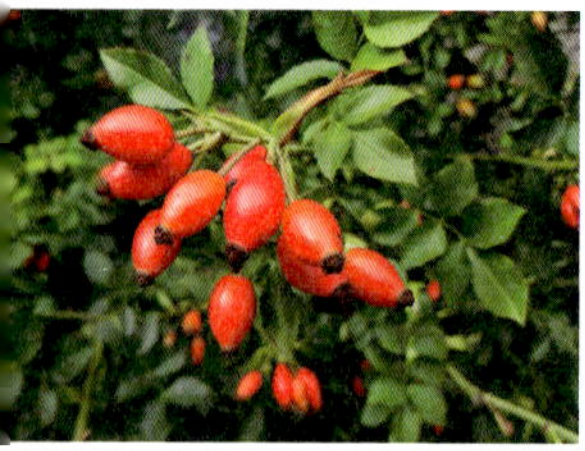

Hagebutte

Die heimischen Beeren sind deutlich kostengünstiger als Gojibeeren. Auch das Produktangebot ist größer. Unsere Beeren gibt es als frische Ware oder Saft. Dagegen erhält man Gojibeeren fast nur getrocknet. Auch Himbeeren oder rote Johannisbeeren enthalten mindestens so viele Vitamine wie die exotischen Beeren. Gojibeeren wachsen aber auch bei uns sehr gut. Wenn man nicht auf die Beeren verzichten will und die Möglichkeit hat, kann man sie im eigenen Garten anbauen bzw. sie aus heimischem Anbau beziehen.

Açaibeeren aus dem Regenwald können durch unsere heimischen blau und violett gefärbten Obst- und Gemüsesorten ersetzt werden. Das gilt beispielsweise für Heidel- und Holunderbeeren, blaue Trauben, Brombeeren oder Rotkohl. Die ursprünglich aus Nordamerika stammenden Aroniabeeren werden meist in Form von Saft, Kapseln oder Pulver angeboten. Blaubeeren haben hier ähnliche Inhaltsstoffe.

Schließlich kann man noch die heimischen Kohlarten – insbesondere den Grünkohl – sowie die Kornelkirsche, die Hagebutte und Feldsalat zum einheimischen Superfood zählen, allein schon aufgrund ihrer hohen Vitamin C-Gehalte. Auch Buttermilch zählt dazu, aufgrund ihres Kalziumreichtums. Walnüsse enthalten hohe Konzentrationen an der ungesättigten Omega-3-Fettsäure Alpha-Linolensäure sowie Antioxidantien, Vitamine und Mineralstoffe. Auch Spargel, Äpfel, Rote Beete und Haselnüsse sind weitere Beispiele für Superfoods auf dem deutschen Acker.

Der Erfolg von „Superfoods" als perfektes Marketing

Generell stammt der Oberbegriff „Superfoods" aus dem Marketing. In der Ernährungsforschung taucht die Bezeichnung nicht auf. Zudem sind die exotischen Namen der einzelnen „Superfoods" ein gelungener Marketing-Trick. In der deutschen Übersetzung klingen sie nicht mehr ganz so spektakulär: Aronia heißt auf Deutsch Apfelbeere, die Açaibeere ist die Kohlpalmenbeere und Gojibeeren sind Bocksdornbeeren.

Von A wie Açai über M wie Moringa, Maca, Mesquite bis hin zu S wie Schizandra findet man nahezu das gesamte ABC auf der Suche nach „Superfoods". Wie wir gesehen haben, und nach allen Erkenntnissen ist unser „herkömmliches Obst und Gemüse" auch „Superfood". Das ist auch nicht neu, denn immer schon gab es pflanzliche Lebensmittel, die den menschlichen Organismus vor Beschwerden schützen oder bei der Heilung unterstützen. Man erhält sie direkt vor unserer Haustür.

Der Wirbel um „Superfoods" spiegelt schlichtweg wirtschaftliche Interessen wider, psychologische Faktoren spielen ebenso eine Rolle wie ein verändertes Ernährungsbewusstsein. Wir definieren uns offensichtlich nicht nur über Kleidung und Autos, sondern auch übers Essen – wie eine Art „Ersatz-Religion". „Superfoods" gehören zum „Lifestyle". Um das Interesse noch weiter zu steigern, gibt es auch zahllose Food-Blogger, die im Internet auf der „Superfoods"-Welle schwimmen und TV-Köche schreiben entsprechende Kochbücher.

Offensichtlich sind äußerliche Merkmale unserer Nahrung wichtiger als ihre Inhaltsstoffe. Eine Umfrage der British Dietetic Association, einer Gewerkschaft für Ernährungsberater in Großbritannien ergab, dass 61 Prozent der Befragten ein Lebensmittel kauften, weil es als „Superfood" deklariert wurde. Passend hierzu schreibt der britische Mediziner und Journalist Ben Goldacre in seinem Buch „Bad Science" (auf Deutsch etwa: schlechte Wissenschaft): „Letztlich muss man zu dem Schluss kommen, dass wir anscheinend exotische Superfoods mit Sonderwirkungen haben wollen, auch wenn die Beweislage dünn ist. Der psychologische Effekt einer Beere aus dem Himalaya ist wohl einfach größer als der einer Kirsche aus Frankfurt." Ernährungsfehler oder „Ernährungssünden" kann man damit jedenfalls nicht ausgleichen. Die Studienlage zu Superfoods ist momentan noch dürftig. Wissenschaftliche Studien fehlen meist völlig oder sie sind wegen methodischer Mängel wertlos.

Ob Goji und Co. immer noch Trend-„Superfood" sind, wenn sie ganz normal bei uns angebaut werden, ist fraglich. Aber das nächste „Superfood" wird vermutlich von gewieften Verkaufsstrategen längst vorbereitet. Im Moment sieht es so aus, als würden „Arctic Berries" schon im Visier für neue Trends stehen. Das sind Früchte aus dem hohen Norden. Der nächste „Superstar" könnte die schwer pflückbare – weil sehr saftige und weiche – Moltebeere werden. In Skandinavien besitzt sie Kultstatus, liefert sie doch hohe Vitamin-C-Mengen und ist reich an Spurenelementen. Da sie zudem nur einen geringen Ertrag liefert, ist sie sehr teuer. Das sind doch Top-Voraussetzungen für ein neues „Superfood"!

Nahrungsergänzungsmittel – was hilft wirklich, was nicht?

Nahrungsergänzungsmittel oder kurz NEM sind Präparate, die man einnimmt, um die allgemeine Ernährung zu ergänzen. Dabei handelt es sich um Konzentrate von Nährstoffen oder anderen Substanzen, die eine ernährungsbezogene oder sonstige Wirkung auf den Körper haben. Sie werden in Form von Kapseln, Tabletten, Pillen etc. angeboten. Dazu zählen beispielsweise Schlankheitspillen, Vitamine, Mineralstoffe, Substanzen für Gelenke, Eiweißbausteine, für den Körper nötige Fettsäuren und Pflanzen- oder Kräuterextrakte – sogenannte „Botanicals“.

Üblicherweise werden die Präparate gekauft, ohne dass eine Unterversorgung an Nährstoffen nachgewiesen wurde. Man verspricht sich einen gesundheitlichen Nutzen davon und greift beherzt zu. In Deutschland kauft etwa ein Drittel der Erwachsenen regelmäßig Nahrungsergänzungsmittel. Im Jahr wird mehr als eine Milliarde Euro dafür ausgegeben.

Nahrungsergänzungsmittel sind in der Regel unnötig

Die Werbung spiegelt uns vor, Vitamine „könnten offensichtlich alles“: Man vergisst nichts mehr, fühlt sich nicht mehr schlapp oder müde und auch das Älterwerden ist kein Problem mehr, schluckt man nur die angebotenen Präparate. Jedoch sollte man auf die Werbung besser nicht hören und sein Geld sparen, denn wir sind mit Vitaminen, Mineralstoffen und Spurenelementen in der Regel gut versorgt. Insbesondere an den Nährstoffen, die so wunderbar wirken sollen, haben wir keinen Mangel. Die Ausnahme ist, man ist wirklich krank. Dann sollte man jedoch zum Arzt gehen und einen möglichen Mangel nachweisen lassen. In diesem Fall bekommt man dann ein Rezept und der jeweilige Wirkstoff hilft gezielt gegen die Krankheit.

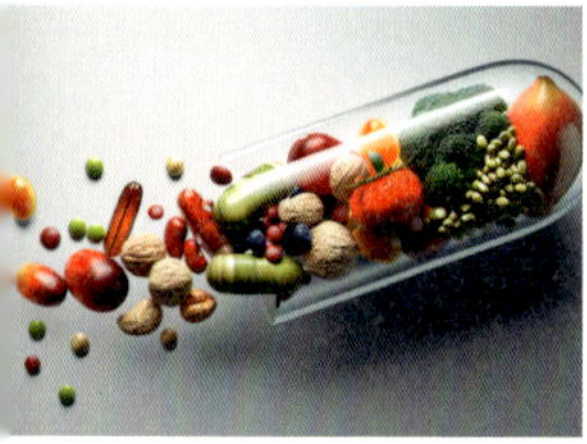

Nahrungsergänzungsmittel

Schaden Nahrungsergänzungsmittel denn?

Geht man also von der Tatsache aus, dass man Nahrungsergänzungen nicht benötigt, bleibt die Frage bestehen, ob sie denn außer dem Geldbeutel auch der Gesundheit schaden. Das kann man mit einem deutlichen Jein beantworten. Die meisten der angebotenen Wirkstoffe werden so ausgeschieden wie eingenommen. Weder beseitigen sie die Vergesslichkeit, noch helfen sie generell gegen das Altern. Sie bleiben also schlicht wirkungslos.

Es gibt aber auch Vitamine und Mineralstoffe, die man nicht überdosieren sollte und bei denen die Gefahr besteht, dass es zu unerwünschten Wechselwirkungen mit Medikamenten kommt. Ein Beispiel hierfür ist der Saft der roten Grapefruit. Er verhindert möglicherweise, dass einige Arzneimittel wirken. Letzten Endes wirken Nahrungsergänzungen also gar nicht oder zu stark. Deshalb sollte man es mit seinem Arzt besprechen, wenn man NEM zuführt und, in welchen Mengen man diese einnimmt.

Die EU-Gesetzgebung ist leider sehr langsam

Viele vertrauen darauf, dass der Gesetzgeber schon alles richten wird. Dieses Vertrauen ist leider nicht berechtigt. Bereits 2002 wurde von der EU eine Festlegung von Höchstmengen für bestimmte Vitamine und Mineralstoffe angekündigt. Leider ist es bislang nicht dazu gekommen. Dabei wären gesetzliche Höchstmengen so wichtig. Sie würden die Grundlage dafür liefern, dass Behörden bei zu hoch dosierten Produkten einschreiten könnten.

Aber ist wirklich ein Gesetz erforderlich? Das muss leider bejaht werden. Die Verbraucherzentralen führten 2016 eine Marktuntersuchung durch, die ergab, dass 64 Prozent – also mehr als die Hälfte – der untersuchten magnesiumhaltigen Nahrungsergänzungen die vom Bundesinstitut für Risikobewertung (BfR) und der Europäischen Behörde für Lebensmittelsicherheit (EFSA) empfohlene Magnesium-Höchstmenge von 250 mg/Tag überschritten. Der Gehalt war im Durchschnitt fast doppelt so hoch. Die höchste gefundene Tagesmenge betrug mit 1.163 mg sogar mehr als die vierfache Menge.

Und dieses Präparat stammte nicht aus irgendeiner Quelle im Internet, sondern aus der Apotheke.

Ähnliche Dosierungen wurden bei einem Gelenkprodukt festgestellt. Obendrein versprachen Anbieter mit dem Zusatz bekannter „Gelenk-Stoffe“ wie Glucosamin, Chondroitin und Hyaluronsäure eine positivere Wirkung auf die Gelenke mehr als erlaubt bzw. bewiesen ist. Und dies obwohl laut EU-Gemeinschaftsregister bisher keinerlei gesundheitsbezogene Angaben zur Funktion der Gelenke zugelassen sind. Das heißt, dass Verbraucherinnen und Verbraucher dringend einen besseren Schutz benötigen.

Wann ist eine Anwendung sinnvoll?

Bei uns ist ein Vitamin- oder Mineralstoffmangel zwar selten, aber möglich. Viele vermuten, einen Vitamin C-Mangel zu haben. Ein solcher ist jedoch wirklich selten, da Vitamin C in zahlreichen Lebensmitteln natürlich vorkommt, beispielsweise in Kiwis, Erdbeeren, roter Paprika und Hagebutten, Rosenkohl und Brokkoli. Ein typisches Mangelvitamin ist hingegen Folsäure. Daran haben fast alle einen Mangel und wirklich schlimm ist das bei Schwangeren. Für Folsäure gibt es jedoch ebenfalls reichhaltige natürliche Quellen wie etwa Hefe, Kichererbsen und Grünkohl.

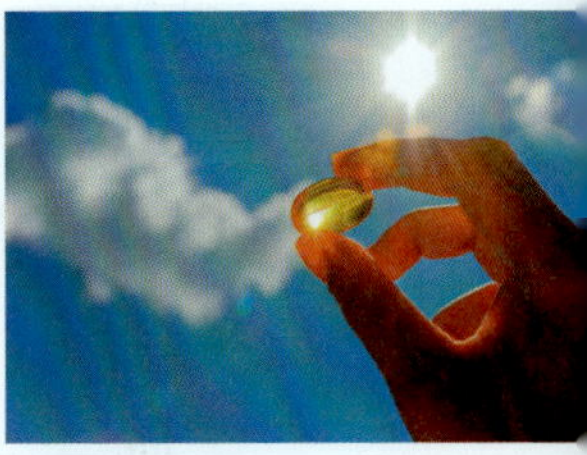

Vitamin D

Schwierig ist die Versorgung mit Vitamin D. Senioren zählen, selbst wenn sie sich im Freien aufhalten, zur wesentlichen Risikogruppe für eine Vitamin D-Unterversorgung. Das liegt daran, dass die Vitamin D-Produktion in der Haut alter Menschen nur noch 25–50 Prozent der nötigen Vitamin D-Bildung beträgt, wie sie bei jungen Erwachsenen noch vorkommt. Dann sollte man seinen Vitamin-D-Spiegel von seinem Arzt überprüfen lassen. Es gibt jedoch auch Lebensmittel, die viel Vitamin D enthalten. Das sind zum Beispiel einige Fische wie Heringe, Makrelen oder Bücklinge.

Ein typischer Mangelmineralstoff ist Jod. Wenn man kein Jodsalz verwendet, nimmt man in der Regel zu wenig davon auf. Zink kommt in vielen Lebensmitteln vor, sodass ein deutlicher

Mangel eher selten ist. Ganz natürlich findet man viel davon zum Beispiel in Haferflocken, Edamer und anderen Käsesorten oder auch Leinsamen.

Für all diese Mangelnährstoffe kann eine Einnahme – zumindest kurzzeitig – von entsprechenden Nahrungsergänzungsmitteln durchaus sinnvoll sein. Besser wäre es jedoch, den Mangel vom Arzt untersuchen und sich dann gegebenenfalls ein Rezept ausstellen zu lassen. Auch möglichst viel von den entsprechend reichhaltigen Lebensmitteln zu essen, ist empfehlenswert.

Gefährliche Versprechen

Im Internet kann man lesen: „Superfood gegen Krebs", „Pflanzenextrakt gegen Krebs". Bei Krebs sollte man besser zum Arzt gehen, bevor man selbst an sich „rumtüftelt", denn Nahrungsergänzungsmittel können auch schaden. Und nicht nur das: Die empfohlenen Substanzen können auch mit den vom Arzt verschriebenen Medikamenten in Wechselwirkung treten und deren Wirkung beeinträchtigen. Auch wenn für das entsprechende Präparat eine „durch Studien belegte Wirkung" versprochen wird, sollte man vorsichtig bleiben, da man nicht weiß, wie seriös diese Studien einzuschätzen sind.

Dazu sollte man auch wissen, dass die Zulassung eines Medikaments schon mal 13 Jahre dauern kann. Dagegen gilt ein Nahrungsergänzungsmittel rechtlich als Lebensmittel mit entsprechenden Konsequenzen für die Zulassung. Zudem darf der Packungsinhalt um bis zu 50 Prozent von der Zutatenliste abweichen. Das wäre für Medikamente nicht möglich. Da muss drin sein, was drauf steht! Um ein Nahrungsergänzungsmittel zuzulassen benötigt man auch kein Vorwissen, man muss also kein ausgebildeter Mediziner sein. Um ein Nahrungsergänzungsmittel verkaufen zu dürfen, muss man es zudem nur beim Bundesamt für Verbraucherschutz und Lebensmittelsicherheit anzeigen und nicht genehmigen lassen. Nahrungsergänzungen werden also behandelt wie Lebensmittel. Wenn überhaupt, so werden sie erst nach der Zulassung kontrolliert. Dr. Britta Schautz von der Verbraucherzentrale meint, dass eine Zulassungspflicht und eine Überprüfung sinnvoll wären und ist daher bezüglich Nahrungsergänzungsmitteln eher skeptisch.

In seiner Dokumentation „Vitamania“, die im Mai 2023 im Sender arte ausgestrahlt wurde, klärte der Journalist Derek Muller über Vitamine auf. Überraschenderweise ist nicht von allen bekannt, dass sie künstlich hergestellt werden und es ist oft nicht klar, ab wann manche – gerade in Nahrungsergänzungsmitteln – überdosiert werden. Muller zeigte auf, dass sowohl Unter- als auch Überversorgung mit manchen Vitaminen schwere gesundheitliche Folgen haben kann. Sein Fazit: Wir sollten Vitamine nur über natürliche Ernährung in Form unseres – am besten selbst zubereiteten – Essens zu uns nehmen. Dann bekommen wir bei entsprechender Abwechslung ausreichende Mengen an Vitaminen und vor allem keine Überdosis. Zusätzlich fördert dies keine milliardenschwere Industrie, denn jährlich werden weltweit über 90 Milliarden Dollar für künstliche Vitamine ausgegeben.

Das gilt im Übrigen nicht nur für Nahrungsergänzungsmittel, sondern auch für Fertigkost, der oft viele künstliche Vitamine beigemischt werden und dies, obwohl wir in Deutschland und im restlichen Europa in der Regel gut versorgt sind (Ausnahme ältere Menschen und Schwangere). Nimmt man viele Nahrungsergänzungsmittel und/oder isst viel Fertigkost, sollte man auf die Zufuhr künstlicher Vitamine achten, denn zu viele davon können im schlimmsten Fall das Krebsrisiko erhöhen.

Teil II

Fast Food, Junk-Food und die Tricks der Lebensmittelindustrie

Im Folgenden wollen wir uns anhand einiger Beispiele anschauen, mit welchen Tricks die Lebensmittelindustrie arbeitet und welche Auswirkungen Fast Food und Junk-Food haben können.

Fast Food – Wie gesund ist schnelles Essen?

Salat putzen und Kartoffeln schälen ist heutzutage bereits in der Gastronomie nicht mehr üblich. Die Industrie bietet da ganz andere Möglichkeiten. Unterschieden werden verschiedene „Bequemlichkeitsstufen", auch „Convenience-Grade" genannt:

- Convenience-Grad I: küchenfertig. Das ist zum Beispiel rohes, ungewürztes Fleisch
- Convenience-Grad II: garfertig. Das sind zum Beispiel getrocknete Nudeln oder Reis
- Convenience-Grad III: aufbereitungsfertig. Nur noch ins Wasser oder die Milch rühren, z. B. Puddingpulver

- Convenience-Grad IV: regenerierfertig. Fertiggerichte, die nur noch in der Mikrowelle oder im Backofen erwärmt werden müssen
- Convenience-Grad V: verzehrfertig. Zum Beispiel Salate oder Nachspeisen.

Oft werden hierfür Geschmacksstoffe oder Farben verwendet, die man nicht im Zutatenverzeichnis aufführen muss. An Universitäten in der Mensa, aber auch in Kantinen wurden früher nur zwei verschiedene Gerichte angeboten, heute sind es 4–9 – von Fleischgerichten bis zu vegan, von normal bis glutenfrei. Das funktioniert nur mit Fertiggerichten. Die Gerichte werden oft nur aufbereitet und mit frischen Waren ergänzt, was man anhand des Aussehens der Speisen nicht erkennen kann, und oft schmeckt man die künstlichen Zutaten auch nicht mehr heraus.

Der Umsatz von Convenience-Food ist kontinuierlich gestiegen: Waren es 2014 noch 6 Milliarden Euro im Jahr, waren es 2018 schon 7 Milliarden und 2022 schließlich 9 Milliarden, was einer Steigerung von 50 Prozent entspricht. Eine Untersuchung, wie viele Nährstoffe (beispielsweise Vitamine und Mineralstoffe) Fertigkost enthält, fand man den höchsten Nährstoffgehalt in Tiefkühlgemüse und rohem frischen Gemüse, etwas weniger in Dosen und Konserven und am wenigsten in pulverförmiger Fertigkost. Von allen Vitaminen ist Vitamin C das empfindlichste.

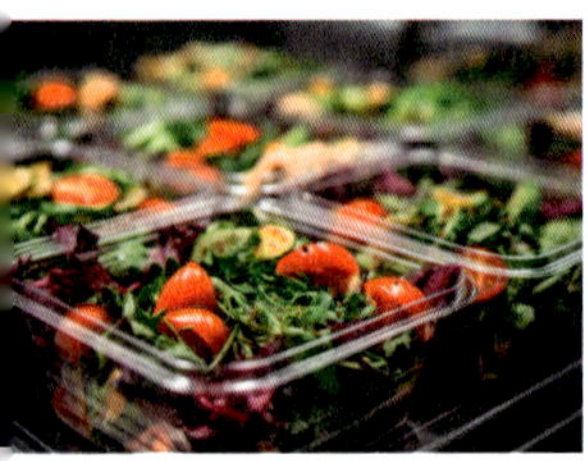

Fertigsalat

Fertigsalate werden aufgrund von häufigen Hygienemängeln kritisch gesehen, vor allem Mais kann viele Bakterien enthalten. Bei einer Untersuchung wiesen 62 Prozent der Produkte Mängel auf. Eine große Studie mit 21.000 Teilnehmern an der Universität Navarra in Spanien ergab, dass der häufige Verzehr von Fertiggerichten und gesüßten Getränken zu einem früheren Sterberisiko führen kann. Die Ursachen waren Bluthochdruck, Krebs, Diabetes und Herz-Kreislauferkrankungen. Bei fünf Portionen Fertiggerichte,

Softdrinks und/oder Snacks pro Tag waren sowohl Sterblichkeit als auch Bluthochdruck doppelt so hoch wie normal.

Das Problem ist, dass Fertiggerichte zu fett, zu süß und/oder zu salzig sind. Auch die Menge der Zusatzstoffe ist hoch. Insbesondere Fleisch wird gerne eingespart, da es teuer ist. Wenn man Pech hat, wird es ganz durch Geschmacksstoffe ersetzt – Beef Flavour statt Fleisch, also Fleischgeschmack statt richtigem Fleisch. Dann noch etwas Verdickungsmittel und Geschmacksverstärker hinzu, um das Ganze auch noch mit Wasser strecken zu können. In einem Gericht „Kartoffelbrei mit Speck“ fand man ganze 2,6 g Speck. Oft werden auch Phosphate eingesetzt, um Fleisch mit Wasser zu strecken – in größeren Mengen verursacht das Nierenschäden. Auch Fisch kann zusätzliches Wasser enthalten – bis zu 38 Prozent kann man in ihm finden – deklariert wird dies als „Flüssigwürze“.

Ein weiteres Problem besteht darin, dass gerade Kinder sich an den künstlichen Geschmack der Aromen gewöhnen und dann auch als Erwachsene vor allem Fertiggerichte zu sich nehmen. Da diese in der Regel – es gibt auch gute Fertiggerichte – zu fett, zu süß sowie zu salzig sind, hat dies keine guten Folgen für die Gesundheit. Auch die zahlreichen Zusatzstoffe sind nicht vorteilhaft. Zudem enthalten Fertiggerichte meist zu wenig Ballaststoffe. Hinzukommt, dass bei häufigem Verzehr von Fertiggerichten das Geschmacksvermögen dahingehend beeinflusst wird, dass man sie von frisch gekochtem Essen nicht mehr unterscheiden kann, oder sie sogar vorzieht, da sie aufgrund der vielen Geschmacksverstärker vermeintlich besser schmecken. Auch hier besteht die Gefahr besonders bei Kindern. Es ist also wichtig, dass man genau hinsieht und auf die Liste der Inhaltsstoffe achtet.

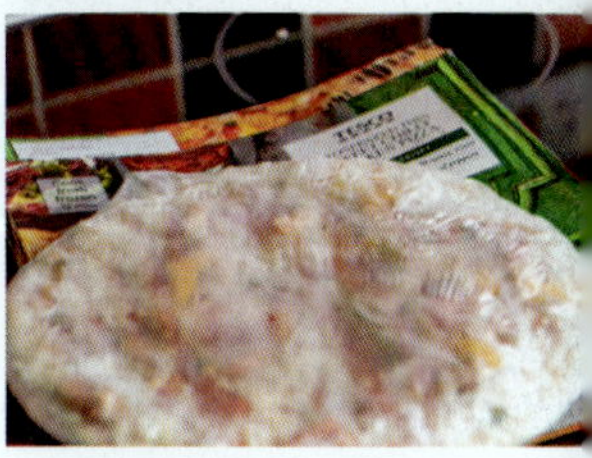

Fertigpizza

Wichtig für die Industrie ist, dass die Herstellung des Produkts schnell geht und billig ist. Dafür gibt es einige Hilfsmittel. Als ein Beispiel sei hier die Tiefkühlpizza genannt. Der Koch und Produktentwickler Sebastian Lege hat sich in einer Ausgabe seiner Infotainment-Sendung „Sebastian Lege deckt auf“ im ZDF einmal genauer Zutaten und Herstellungsprozess einer vegetarischen Fertigpizza angeschaut. Zunächst stellt er fest, dass sie viel zu viel Salz enthält. Eigentlich benötigt man für einen Pizzateig nur Mehl, Wasser, Hefe und eine kleine Prise Salz. Im Teig der Fertigpizza ist hingegen zudem Gerstenmalzextrakt enthalten, der vor allem aus Maltose, also Zucker besteht und den Teig dunkler färbt, was bewirken soll, dass er gesünder aussieht, als er ist. Hinzukommen Haushaltszucker, Rapsöl und Gluten. Um einen besseren Nutri-Score zu erreichen, werden dann noch Quinoa, Leinsamen und Weizenkeime hinzugefügt.

Die Soße ist eine Tomatensoße mit Zucker, Traubenmost (ein „Fruchtanteil", der ebenfalls den Nutri-Score verbessern soll) und Stärke. Insgesamt ergibt das einen viel zu hohen Zuckeranteil. Im Grunde unterscheidet sich die vegetarische Pizza im Hinblick auf ihre Anteile an Salz, Zucker und Fett kaum von anderen, wie beispielsweise einer Salamipizza, da sich diese Zutaten bereits im Teig und in der Soße befinden. Das Werbeversprechen, sich mit einer vegetarischen Pizza für eine vermeintlich „gesündere" Variante zu entscheiden, entpuppt sich also als echte Mogelpackung.

Was ist eigentlich Junk-Food?

Von Junk-Food (englisch „Junk" = Müll) hört man immer wieder in den Medien. Aber was ist das eigentlich? Genau das, was Sie in den vergangenen Kapiteln kennengelernt haben: Essen, das zu fett, zu süß, zu salzig und voller Zusatzstoffe ist. Das heißt, genau die Nahrung vor der Ernährungswissenschaftler warnen, weil sie zu Übergewicht, Bluthochdruck, Herzbeschwerden und/oder Typ-2-Diabetes führen kann. Diese Ernährung wird von einer wenig verantwortungsvollen Lebensmittelindustrie beworben und vorangetrieben – leider mit viel Erfolg.

Sehr eindrucksvoll wird dies in der Dokumentation „Junkfood – die dunkle Seite der Lebensmittelindustrie" des Senders 3sat veranschaulicht (s. Anhang Quellen). Ein Großteil der Fertigprodukte gehört in diesen Bereich. Zu diesen sogenannten ultraverarbeiteten Lebensmitteln gehören beispielsweise Limonaden, zuckerhaltige

Cerealien und Müslis, Schokoriegel, Fertigsoßen und Salatdressings oder Energy Drinks. Enthalten sind grundsätzlich zu viel Zucker und Salz, künstliche Aromastoffe sorgen für wahre Geschmacksexplosionen. Diese Mischung kann sogar zu einer Abhängigkeit von dieser Art Ernährung führen. Versuche an Ratten zeigten, dass die Tiere lieber Zucker fressen als Kokain! Man kann also von der Süße abhängig werden wie von Zigaretten oder Drogen.

Michael Moss hat das Desaster in seinem Buch: „Das Salz-Zucker-Fett-Komplott: Wie die Lebensmittelkonzerne uns süchtig machen" eindrucksvoll beschrieben. Er hält Junk-Food für schlimmer als Alkohol, Zigaretten und manche Drogen. Eine Folge ist, dass Übergewicht und Adipositas (Fettleibigkeit) auf der Welt grassieren. In der Schweiz sind 42 Prozent der Bevölkerung übergewichtig. Aber am stärksten betroffen ist Mexiko. Dort bekommt man kaum mehr etwas anderes als Junk-Food zu kaufen. Gemüse muss man schon lange suchen. Dementsprechend sind geschätzt 76 Prozent der Bevölkerung adipös, also krankhaft übergewichtig. 1/3 der Todesfälle dort soll auf Junk-Food zurückgehen. Inzwischen wurden jedoch Maßnahmen ergriffen. Eine Zuckersteuer wurde eingeführt, Werbung für eine derartige Ernährung für Kinder wurde verboten, inklusive der abgebildeten Maskottchen aus der Trickfilmbranche und für ungesunde Lebensmittel gibt es einen Warnaufkleber wie bei Zigaretten. Die Lebensmittelindustrie hat dagegen geklagt. Es scheint ihr nichts auszumachen, dass Menschen aufgrund des Konsums ihrer Lebensmittel sterben.

In der Schweiz greift man leider nicht derart ein, obwohl jedes Jahr etwa 8 Milliarden Franken an Gesundheitskosten durch diese Art der Ernährung entstehen. Auch einen Nutri-Score sucht man dort vergeblich. Großbritannien hat dagegen eine Zuckersteuer eingeführt und das hat erste Erfolge gezeigt. Sogar die Weltbank empfiehlt eine Steuer auf Zucker. Eine erfolgreiche Initiative gibt es allerdings auch in der Schweiz: In Genf lernen Kinder in der Schule, was Junk-Food ist. Und diese wichtige Aufklärung zeigt bereits Wirkung.

Im Folgenden wollen wir uns einige Beispiele für häufig gekaufte ultraverarbeitete Lebensmittel anschauen, und wie sie sich zusammensetzen.

Gemüsesuppe in Dosen

Fertigsuppen bestehen meist aus Basissuppen, denen statt Butter das billigere und umweltschädliche Palmöl und als Geschmacksträger Glutamat zugegeben werden, was zum einen dazu führt, dass man nicht mehr mit dem Essen aufhören kann und zum anderen, dass derartig hergestellte Gemüsesuppen in den Dosen dann mehrere Jahre haltbar sind. Der Geschmack entsteht vor allem durch Salz und Zucker.

Da Sahne für Billigsuppen zu teuer ist, ersetzt man sie häufig durch Milchzucker und -eiweiß (für die Cremigkeit) sowie Molkenpulver. Sahne- und Milcharoma anstelle echter Sahne kommen hinzu. Ascorbinsäure (chemische Bezeichnung für Vitamin C) gibt man als Antioxidationsmittel zu, Emulgatoren, damit alles gut mischbar ist, dann die Verdickungsmittel Xanthan (s. Anhang, Lexikon), Guarkernmehl und modifizierte Stärke. Für die schöne Farbe nutzt man Möhren und Möhrenextrakt, dazu Zwiebelpulver und Apfelmus für den Geschmack.

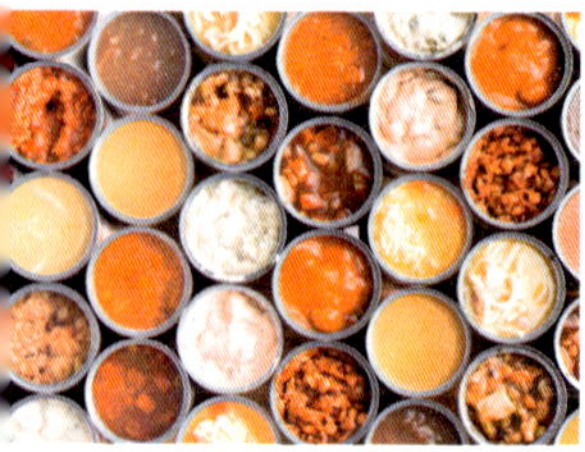

Dosensuppe

Dieser „Grundsuppe“ werden dann je nach „Typ“ weitere Zutaten hinzugegeben. Für die Variante „Tomatensuppe“ sind dies beispielsweise ein wenig zerkleinerte Tomaten, noch einmal Ascorbinsäure und Eiklarpulver und Paprikaextrakt für eine rötliche Farbe. Die Variante „Spargelcremesuppe“ besteht üblicherweise zu etwa 6 Prozent aus Spargel und zu 0,8 Prozent aus Sahne. Da Spargel teuer ist, spart man ihn so weit wie möglich ein. Weitere Zutaten sind viel Wasser und Bindemittel sowie Spargelaroma.

Bevor man die Suppen in die Dosen füllt, werden sie der Haltbarkeit zuliebe noch einmal erhitzt. Gesetzliche Vorgaben, was in den Gemüsesuppen enthalten sein muss, gibt es nicht. Es liegt also auf der Hand, dass es besser ist, mit frischem Biogemüse selbst zu kochen. Wenn man doch einmal zur Fertigsuppe greift, ist die Variante aus dem Kühlregal eher zu empfehlen, da sie in der Regel mehr Gemüse enthält und auch nicht so lange haltbar gemacht wurde.

Dosenobst

Dass Ananas nicht aus Deutschland kommt, ist den meisten klar, weniger bekannt sind aber folgende Herstellungsprozesse: Da das Schälen der Früchte für den industriellen Herstellungsprozess zu aufwändig ist, greift man zu Chemie. So wird den Früchten Natronlauge und anschließend heißes Wasser zugegeben – dann lässt sich die Schale leicht entfernen und man kann sie elektronisch abrubbeln. Anschließend neutralisiert man die Lauge noch mit Salzsäure.

Die roten Kirschen bei Dosenfrüchten (Cocktailkirschen) sehen nicht nur unnatürlich aus, sie sind es wirklich. Zuerst wird Zitronensäure hinzugegeben, dann Natriumsulfid und Kalziumchlorid, wodurch Schwefeldioxid entsteht. Mit einer derartigen Lösung kann man alles bleichen, auch Kirschen. Keime werden abgetötet, aber auch Vitamine zerstört. Dann werden die Früchte in Wasser gebadet, um den pH-Wert zu neutralisieren, damit die Frucht nicht ätzend wirkt. Da dies die Farbe der Früchte zerstört, nutzt man einen Farbstoff, der nur für diese Kirschen zugelassen ist: E 127 (Erythrosin). Dadurch erhalten sie die unnatürliche Farbe.

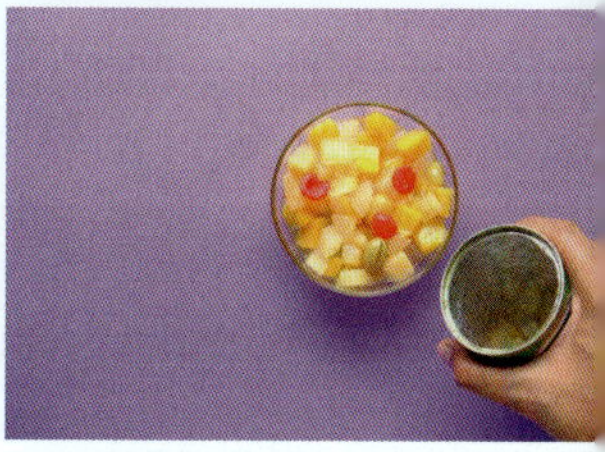

Dosenobst

Die Ökotrophologin Dr. Britta Schautz von der Verbraucherzentrale Berlin warnt davor, weil E 127 Jod freisetzen kann. Das ist problematisch für diejenigen, die Probleme mit der Schilddrüse haben. Außerdem vermutet man, dass der Farbstoff die Aktivität und Aufmerksamkeit von Kindern beeinflusst. Auch Allergien kann er auslösen. Generell sollte man also nicht zu viel davon essen. Sinnvoller wäre es, den Farbstoff ganz zu verbieten. Zum Schluss gibt man die Früchte dann in Zuckerwasser und pasteurisiert sie. Damit sind sie jahrelang haltbar. 9 g Zucker/100 g findet man in frischen Früchten, 14g/100 g in Dosenfrüchten.

Zusammenfassend kann man Folgendes festhalten: Je weniger Zutaten es enthält, desto natürlicher ist das Produkt. Generell ist beim Kauf von Fertigprodukten die Tiefkühlkost den Varianten in der Dose vorzuziehen, denn Tiefkühlen spart Zusatzstoffe, da beim Einfrieren der Geschmack erhalten bleibt. Auch Vitamine überstehen die Kälte. Der Vitamingehalt ist oft sogar höher in Tiefkühlkost, da sie meist direkt nach der Ernte verarbeitet wird und zum Beispiel Spinat nicht lange im Laden liegt, bevor er verkauft wird. Wer sich nicht durch die Zutatenlisten auf den Verpackungen arbeiten will, aber Zusatzstoffe vermeiden möchte, sollte zu Bioprodukten greifen, denn Bioware darf nur ganz wenige Zusatzstoffe enthalten.

Die Tricks der Lebensmittelindustrie

Um günstigere Produktionskosten und -zeiten zu erreichen oder um die Produkte wertiger erscheinen zu lassen und sie so zu höheren Preisen verkaufen zu können, greift die Lebensmittelindustrie häufig zu Tricks, von denen wir uns im Folgenden einige anschauen möchten.

Milchersatzprodukte

Menschen, die den Verzehr von tierischen Produkten einschränken möchten und sich lieber für pflanzliche Varianten entscheiden oder auch Veganer greifen gerne zu pflanzlichem Milchersatz. Die beliebteste Sorte ist Hafermilch. Aber man kann unter vielen Sorten wählen: Soja-, Macadamia-, Reis- und Mandelmilch bis hin zu Quinoa. Im Unterschied zu Kuhmilch mit durchschnittlich 73 cts/l ist die Ersatzmilch mit durchschnittlich 1,87 Euro/l deutlich teurer. Doch ist der höhere Preis auch gerechtfertigt? Wenn man sich die Zutaten und die Produktionsprozesse genauer anschaut muss man zu dem Schluss kommen: nein.

Zunächst werden die jeweiligen Saaten, Körner oder Nüsse zerhackt und anschließend für mehrere Stunden in Wasser gelegt. Dabei man wissen, dass Nüsse und Körner nur wenige Prozent der Rezeptur ausmachen – der Hauptanteil ist Wasser. Das heißt, pro Liter Ersatzmilch finden Sie von dem, was laut Bezeichnung den Großteil des Produkts ausmachen sollte, nur Anteile im Wert von Cents, zum Beispiel Hafer: 0,33 Euro, Haselnüsse: 0,25 Euro, Sojabohnen:

0,17 Euro, Reis: 0,12 Euro. Hafer hat nur einen Produktanteil von 10 Prozent, Cashewkerne 6,5 Prozent, Mandeln 2,3 Prozent, Hanf 3 Prozent, Reis 13 Prozent und Dinkel 11 Prozent. Damit eine milchartige Konsistenz entsteht, werden die Zutaten massiv zerkleinert.

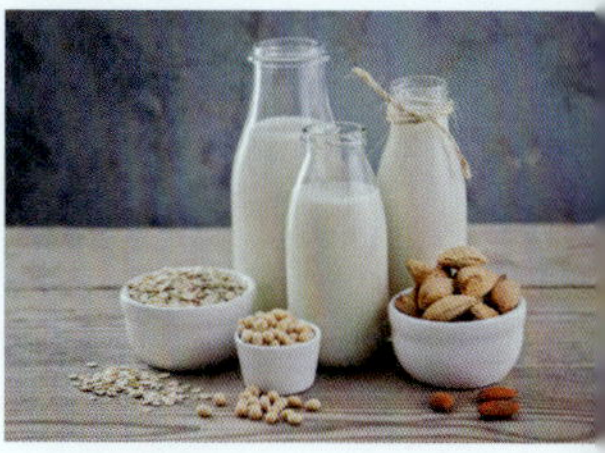
Vegane Milch

Ersatzmilch ist heutzutage „hipp" oder „in" und wird häufig gekauft, auch weil die Menschen glauben, dass es sich dabei um eine vermeintlich gesündere Milchvariante handelt. Etwa 15 Prozent der Deutschen können keine Kuhmilch vertragen, sind also laktoseintolerant. Besser verträglich sind meist vergorene Milchprodukte mit Bakterienkulturen, wie beispielsweise Joghurt. Den gibt es auch mit Milchersatz – entsprechend teurer. Joghurtersatzprodukte sind um 35 Prozent teurer als die tierischen Produkte, Frischkäsealternativen um 37 Prozent und Sahne um 20 Prozent. Die Industrie weiß, dass den Kundinnen und Kunden die Alternativen einiges wert sind und nutzt dies zu ihrem Vorteil aus.

„Vollkorn"-Produkte

Ein weiteres Beispiel dafür, wie die Lebensmittelindustrie den Wunsch der Verbraucher nach gesünderen Lebensmitteln ausnutzt, sind vermeintliche Vollkornprodukte. Vollkorn ist gesund. Das hat sich inzwischen herumgesprochen und dafür geben die Kundinnen und Kunden auch mehr Geld aus, da sie erwarten, hochwertigere Lebensmittel zu erhalten. Ein echtes Vollkornbrötchen – möglicherweise vom Bio-Bäcker – kostet etwa 80 Cent, das Industriebrötchen 32 Cent. Der Biobäcker mahlt sein Mehl sogar noch selbst. Das ist hochwertiger, aber teurer. Die Lebensmittelindustrie hingegen verwandelt simple weiße Weizenbrötchen in vermeintliche Vollkornsemmeln und deklariert sie beispielsweise als „Vital-" oder „Fitnessbrötchen".

Die dunkle Farbe, die ein Brötchen nach Vollkorn aussehen lässt, entsteht dadurch, dass einfachem Weizenmehl Gerstenmalzextrakt hinzugefügt wird. Dieser Zusatzstoff eignet sich zum Bierbrauen, aber auch für Backwaren. Er verleiht den Lebensmitteln Farbe und eine leichte Süße. Dieser Vorgang erspart viel Zeit und Geld, denn echtes Vollkornmehl braucht mehr Zeit zum Vermengen. So beträgt die Gehzeit des gefärbten Weizenmehlteigs zwei Stunden, die des echten Vollkornteigs 48 Stunden. Das Aussehen der beiden Varianten ist täuschend ähnlich. Wie erkennt man nun ein echtes Vollkornbrötchen? Hier muss man auf die genaue Kennzeichnung auf der Verpackung achten: Wenn „Vollkorn“ draufsteht, müssen auch mindestens 50 Prozent davon enthalten sein.

Margarine und Streichfett

Bei Margarine ist – je nach Kennzeichnung – die erste Zutat Wasser. Es gibt verschiedene Stufen:

- Vollfettmargarine: 80 – 90 Prozent Fett; sie enthält am wenigsten Wasser und eignet sich daher gut zum Backen oder Braten.
- Dreiviertelfettmargarine: 60 – 62 Prozent Fett
- Halbfettmargarine: 40 Prozent Fett mit 60 Prozent Wasser

Streichfett enthält viel Profitol. Zur Herstellung nimmt man Pflanzenöl und nutzt Bleicherde, um die Trübstoffe zu entfernen. Heißer Wasserdampf wird eingesetzt, um das flüssige Öl streichfest zu bekommen. Dazu kommen jede Menge künstlicher Vitamine und Kaliumsorbat sowie Zitronensäure für den richtigen pH-Wert (s. Anhang, Lexikon) und die Haltbarkeit. Je wasserhaltiger das Ganze ist, desto mehr Geliermittel, Emulgatoren sowie Verdickungsmittel sind erforderlich. Beta-Carotin sorgt für die richtige Farbe.

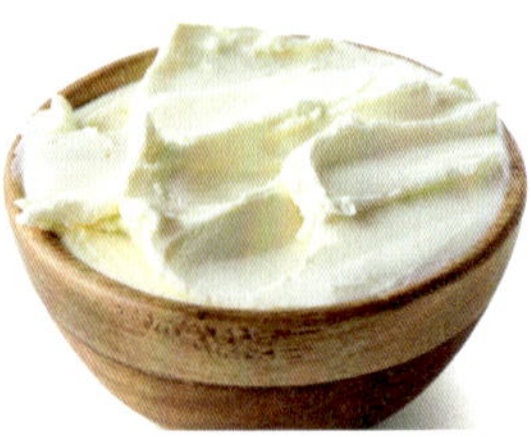

Frischkäse

Frischkäse und Frischkäsezubereitung

Die Zubereitung von echtem Frischkäse benötigt Zeit. Sebastian Lege besuchte für seine Sendung zu diesem Thema einen Biobauernhof und ließ sich zeigen, wie dort der Frischkäse hergestellt wird – in Bioqualität. Dort werden frischer Milch sogenannte Starterkulturen hinzugegeben. Das sind Bakterien, die die Milch gerinnen lassen. Bis die Mikroorganismen richtig eingewirkt haben, dauert es etwa einen Tag. Dann kann man den Ansatz weiterverarbeiten. Aus der Milch sind Käsebruch und Molke entstanden. Die Molke trennt man noch ab und hat dann den fertigen Frischkäse.

Im Supermarkt sollte man genau auf die Benennung und die Zutatenliste der Produkte achten, denn aus Gründen der Zeit- und Kostenersparnis findet man bei industriell hergestelltem und verarbeitetem Frischkäse drei verschiedene Varianten:

1. „Frischkäse“: Außer der Milch und den Starterkulturen dürfen noch Sahne, Salz, Gewürze und Aromen zugegeben werden. „Frischkäse“ steht an der ersten Stelle der Zutatenliste. Diese Variante ist im Durchschnitt um etwa 30 Prozent teurer als die beiden anderen.
1. „Frischkäsezubereitung“: Dieses darf gestreckt werden. Erlaubt sind Gelatine, Molke und Speisestärke.
1. „Kräuterfrischkäse – Brotaufstrich“: Hier muss überhaupt kein Frischkäse enthalten sein. Das Produkt darf Rahm, Milcheiweiß und Gelatine enthalten. Diese Variante ist nicht bröckelig und leicht aufzustreichen. Crème fraîche verleiht diesem Produkt einen frischen, cremigen Geschmack. Anstelle der echten Kräuter dürfen Kräuteraromen zugesetzt werden, so Basilikum- und Rosmarinaroma. Dann kann Molke und Magermilchpulver dazukommen. Damit alles zusammenhält und nichts auseinanderfließt werden noch Johannisbrotkernmehl, Gelatine oder modifizierte Stärke hinzugefügt. Schließlich wird noch Kohlendioxid bzw. Luft hineingeblasen, also Profitin. Das bläst die Masse auf. Sie wird luftig und sieht nach mehr Volumen aus. Das spart Kosten und macht den Mix streichzart.

Vegane Fleischalternativen

Vegane Ernährung wird immer beliebter, da viele Menschen sich zunehmend gesundheits- und umweltbewusst ernähren möchten. So stieg von 2019 bis 2020 die Nachfrage nach veganen Fleischalternativen um 37 Prozent. 2020 entschied die EU, dass vegane Produkte genauso heißen dürfen wie ihre Vorbilder aus Fleisch. Leider sind die Produkte jedoch häufig viel weniger gesund, als man denkt und auch, als es laut Werbung den Anschein hat. Unter den Zutaten findet sich meist an erster Stelle Wasser, dann Weizentexturat oder texturiertes Soja (dafür gibt man Sojagranulat in den Extruder (s. Anhang Lexikon) und gewinnt eine fasrige, fleischähnliche Struktur), Weizenmehl mit dem Klebereiweiß Gluten, klebriges Sojaprotein für das Gerüst, Methylzellulose (wird aus Baumrinde gewonnen und auch als Kleister verwendet), Hefeextrakt, Carotin für die Farbe, Salz und Zucker.

Wenn man dies alles mischt, kommt etwas heraus, das Fleisch sehr ähnelt, letzten Endes aber nur aus Wasser, pflanzlichem Eiweiß und vielen Zusatzstoffen besteht. Im Hinblick auf den Nährwert ist das alles nicht wirklich gesund. Die beste Fleischalternative ist und bleibt also viel frisches Gemüse, am besten in Bioqualität.

Wie grüne Oliven in schwarze verwandelt werden

Oliven, die man zum Beispiel auf der Pizza findet, werden geschwärzt, indem man sie in Eisengluconat (E 579) einlegt. Das ist zwar nicht gesundheitsschädlich, aber eine Täuschung, denn dadurch wird suggeriert, dass es sich um ausgereifte und natürlich schwarze Oliven handelt. Erkennen kann man den Trick am kleingedruckten „Stabilisator: Eisen-II-gluconat“ auf der Verpackung.

Wandfarbe in und auf Kaugummis

Kaugummi wird heute aus essbarem Kunststoff hergestellt. Er ist jedoch grau und nicht weiß. Dem hilft man ab, indem man eine Schicht Titandioxid darüber gibt. So entsteht eine weiße Färbung. Der Nachteil: Titandioxid ist möglicherweise krebserregend. In Frankreich wurde der Stoff deshalb zumindest für Kosmetika verboten. Bei uns ist er erlaubt, seine Verwendung muss jedoch gekennzeichnet werden. Auf der Verpackung wird Titandioxid mit dem Kürzel E 171 gekennzeichnet.

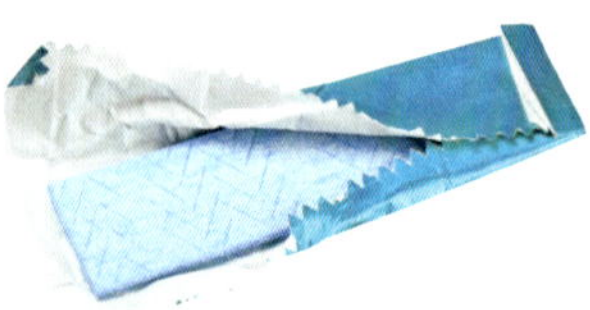

Kaugummi

Beschleunigung des Reifeprozesses exotischer Früchte

Exotische Früchte kommen von weither. Das Obst wird grün gepflückt, drei Wochen lang mit dem Schiff zu uns transportiert und ist dann immer noch nicht reif. Das kann man mit dem sogenannten Brix-Test nachweisen. Dabei handelt es sich um ein kleines Plastikgerät, in das man etwas Saft gibt. Der Reifegrad 12 ist ideal.

Um diesen Wert zu erreichen, verwendet man Reifekammern. In diese kleinen Räume legt man die unreifen Früchte und begast sie mit 96 Prozent Stickstoff und 4 Prozent Ethylen. Nach vier bis acht Tagen sind die Früchte in der Regel reif. In der Natur würde das 10 Tage dauern. Bevor man die Früchte dann in den Handel gibt, überprüft man mit dem Brix-Test, ob sie reif genug sind.

Künstliches Extra-Volumen

Um weniger als mehr erscheinen zu lassen, werden viele Produkte künstlich „vergrößert“, wodurch mit geringeren Mengen größerer Profit erzielt werden kann. Dieser Trick wird beispielsweise bei Hummus, Tortellini, Frischkäse und Dips angewendet. Hierfür werden Bambusfasern zerkleinert, bis ein feines weißes, geschmackloses Pulver entsteht, das viel Wasser bindet. Wenn man dieses dem Produkt zugibt, kann man leicht eine Verdopplung der Masse erreichen. Das heißt beispielsweise für Hummus: Man erreicht ein höheres Volumen, das Produkt besteht aber zu einem großen Teil aus Wasser. Ähnlich funktioniert das auch bei Soßen und anderen Pasten. Im Zutatenverzeichnis kann man dies an der Nennung des Begriffs „Pflanzenfasern“ erkennen.

Energydrinks

Energydrinks sollen beleben und die Konzentration fördern, Guarana und Taurin sollen Energie bringen. In Wirklichkeit enthalten sie jedoch vor allem sehr viel Zucker und Koffein. An Zucker zum einen den Einfachzucker Glukose (Traubenzucker), der schnell ins Blut geht und den ersten Energiekick liefert und zum anderen Saccharose, den Haushaltszucker (eine Verbindung aus Trauben- und Fruchtzucker). An Koffein sind etwa 90 mg pro Drink enthalten, etwa so viel wie in einer Tasse Kaffee. Dies ist gerade für Kinder und Jugendliche nicht geeignet, die zu den Hauptkonsumenten von Energydrinks zählen. Bis zu 4 bis 5 Energydrinks trinken manche auf einmal, auch weil die Werbung suggeriert, dass der Konsum besonders cool und angesagt ist. Das schadet der Gesundheit und die Verbraucherzentrale empfiehlt sogar, diese Drinks nicht mehr an Kinder oder Jugendliche zu verkaufen.

Im Supermarkt – undurchsichtige Preisschwankungen und geringere Füllmengen

Infolge der Krisen der letzten Jahre, wie der Coronapandemie oder dem Ukraine-Krieg wurden Lebensmittel teurer. Inzwischen gibt es wieder Preisnachlässe, doch bleibt das Niveau insgesamt hoch. Für den Verbraucher kommen oft undurchsichtige Preisschwankungen hinzu. So kann es vorkommen, dass Grundnahrungsmittel besonders preiswert angeboten werden, damit man auch noch die teuren Produkte mitnimmt.

Die Gründe für die Preisschwankungen mancher Waren kann man sich oft nicht erklären. Hier ist es wichtig, auf die Deklarierung der Füllmenge zu achten. Bei besonders preisgünstiger Ware kann es sein, dass sich unbemerkt die Menge geändert hat. So kann beispielsweise Obst und Gemüse, das „vorher“ pro kg angeboten wurde, jetzt pro 100 g angeboten werden. Bei abgepackten Waren kann es vorkommen, dass die Verpackungsgröße gleichgeblieben ist, aber die Füllmenge wurde reduziert. Für solche Fälle bietet die Verbraucherzentrale Hamburg eine Möglichkeit zur Meldung an: www.vzhh.de/mogelpackungsliste

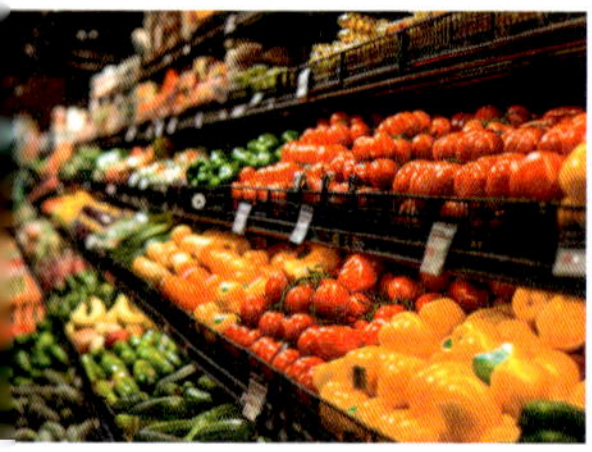

Supermarktangebot

Bei Sonderangeboten sollte man Folgendes beachten: Es lohnt sich, teure Markenprodukte im Angebot zu kaufen, denn oftmals sind sie dann sogar günstiger als entsprechende Produkte der Eigenmarken. Generell gilt aber: Die Eigenmarken sind im Schnitt bis zu 46 Prozent günstiger als das Markenprodukt zum Normalpreis. Wer also die Markenprodukte in der Aktion kauft und um die Eigenmarken ergänzt, der kauft am günstigsten ein. Es gibt auch Einkauf-Apps mit Preisvergleich, zum Beispiel die App „smhaggle".

„Gesundheitsfördernde" Lebensmittel

Da Gesundheitsversprechen für Produkte in der Werbung mittlerweile zunehmend weniger erlaubt sind, suggeriert die Lebensmittelindustrie heutzutage einen Zusammenhang ihrer Produkte mit einem positiven Lebensgefühl – eben „Wellness" pur. Ein konkreter Gesundheitsaspekt bleibt unausgesprochen, schwingt aber unterschwellig immer mit. Im Folgenden wollen wir uns einige dieser Produkte genauer anschauen.

Wellness-Wasser – wirklich gesund?

Vorweg schon mal zur Information: Der Begriff „Wellness" ist nicht geschützt. Im Grunde könnte man also alles so benennen – wie wäre es also zum Beispiel mit der „Wellness-Pizza"? Wellness-Wasser ist oft aromatisiert. Das bedeutet, es werden mehr oder weniger künstliche Geschmacksstoffe hinzugefügt. Es schmeckt dann nach Birne, Apfel etc. Der tatsächliche Fruchtgehalt liegt in der Regel bei maximal sechs Prozent. Der Vorteil für die Industrie: Aromen sind billig, echter Fruchtsaft für die Geschmacksnote wäre in der Produktion teurer. Zusätzlich enthalten die Getränke auch häufig Zucker – zwischen 4,7 und 9,1 g/100 ml. Die Hamburger Ernährungsmedizinerin Constanze Lohse meint dazu, dass durch den Begriff Wellness Gesundheit nur vorgegaukelt wird. Und dies, obwohl vor allem Fruktosesirup zugegeben wird, ein Zucker, den man so gut es geht vermeiden sollte.

In Deutschland haben inzwischen ca. 10 Prozent der Bevölkerung Typ-2-Diabetes. Viel Zucker ruft zudem Entzündungen hervor, außerdem Fettleber, Übergewicht, Gicht, Arthrose und Rheuma. Maximal 90 g Zucker soll man am Tag zu sich nehmen. Da ist der Zucker von Früchten, Milch etc. bereits eingeschlossen. Die WHO empfiehlt nur 50 g Zucker täglich, besser aber nur 25 g. Man sollte also so wenig Zucker wie möglich zu sich nehmen. Wir benötigen ihn auch nicht. Die erforderliche Menge an Glukose (Traubenzucker) kann unser Körper zur Not selbst bilden.

Probiotische Joghurtdrinks und Joghurt

Probiotische Joghurtdrinks verkaufen sich in den Supermärkten blendend. Aufgrund des Werbeversprechens, dass die Inhaltsstoffe das Mikrobiom (Darmflora) unterstützen und gesundhalten, glauben Konsumentinnen und Konsumenten, ihrem Darm etwas Gutes zu tun und bezahlen reichlich. Derartige Drinks bekommt man bereits für 1,99 Euro/Packung, man kann aber auch 8,40 Euro dafür bezahlen. Diese Produkte werden als „Milchmischerzeugnis" bezeichnet. Das heißt: Joghurt mit zugesetzten Vitaminen, beispielsweise Vitamin D und Joghurtbakterien wie dem Lacticaseibacillus casei. Der Milch werden Starterkulturen (Milchsäurebakterien) zugegeben, die aus der Milch Joghurt machen. Die Bakterien ernähren sich vom Milchzucker und so entsteht Joghurt.

Während des industriellen Herstellungsprozesses werden zum Joghurt dann Profitol, der Süßstoff Acesulfam K, normale Joghurtbakterien und Apfelpektin zum Binden hinzugegeben. Für die Färbung sorgt eine Zugabe von Konzentrat der sogenannten Urmöhre. Dann kommen noch Aromen für den Geschmack hinzu. Die tatsächliche probiotische Wirkung dieser Produkte und eine damit verbundene Unterstützung der natürlichen Darmflora ist nicht erwiesen und zudem fragwürdig. Verbraucherschützerin Dr. Britta Schautz ist der klaren Meinung, dass ein einfacher Naturjoghurt und ein Spaziergang bei Sonnenlicht mehr bringen als das hochverarbeitete Produkt.

Der Begriff „probiotisch" ist durch Vermarktungsstrategien der Hersteller im öffentlichen Bewusstsein mittlerweile zu so etwas wie einer medizinischen Geheimformel geworden, was den Absatz der entsprechenden Produkte massiv befördert. Von Regierungsseite ist geplant, dass ungesunde Lebensmittel in Zukunft nicht mehr beworben werden dürfen. Das Werbeverbot bzw. der Gesetzesentwurf liegt vor. Mal sehen, wann das Gesetz kommt.

Tipp: Man kann Joghurt auch problemlos selbst herstellen: Milch abkochen und auf 40° C abkühlen, je nach Bedarf und Behältergröße einen bis zwei Teelöffel Joghurt (nicht erhitzt) oder Joghurtkulturen (im Supermarkt oder Reformhaus erhältlich) hinzugeben und etwa 8 bis 10 Stunden auf 40° C belassen. Als Behälter sind Schraubgläser ideal.

Was bei Honig zu beachten ist

Bienen sammeln die süßen Pflanzenstoffe, also den Nektar, geben diese im Stock an andere Bienen weiter und füllen die Mischung in die Waben. Dieser Honig hat einen Wasseranteil von 75 Prozent und dies muss verdunsten, bis die zähe Süße nur noch 20 Prozent Restfeuchte hat. Die reife Wabe versiegeln die Tiere dann mit Wachs.

Für die Zertifizierung als Biohonig, dürfen die Waben nur aus natürlichen Materialien bestehen, zum Beispiel ursprünglich aus Holz. In der Umgebung der Bienenstöcke sollte die Landwirtschaft größtenteils auch „Bio“ sein. Ein sortenreiner Honig wurde zu 60 Prozent von einer Pflanze gesammelt, beispielsweise Akazienhonig.

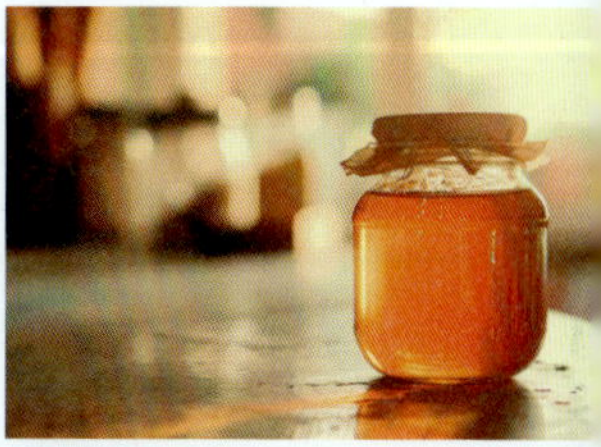

Honig

Die Varroamilbe ist der größte Schädling der Bienenvölker. Bioproduzenten dürfen auch hier nur natürliche Bekämpfungsmittel verwenden, beispielsweise Ameisensäure. Das Ergebnis ist aber auch ein guter Geschmack, während industrielle Mischhonige fast immer gleich schmecken. Leider können einheimische Bienen nur 1/8 des Bedarfs decken.

Neben dem Blütennektar haben Bienen noch eine andere Quelle für ihren Honig: den Honigtau. Das sind Ausscheidungen von Tieren, die auf Pflanzen leben, wie beispielsweise Blattläuse. Eine weitere Variante ist der medizinische Honig, der unter anderem wundheilend wirken soll, beispielsweise Honig aus der Manuka oder Südseemyrte (Leptospermum scoparium), ein unbehandeltes Naturprodukt aus Neuseeland und Südaustralien. Es gibt auch veganen Honig, der nicht von Bienen stammen darf. Hier handelt es sich meist um

Zuckersirup oder Kräuterextrakte, also eingedickten Zucker, der kein Naturprodukt mehr ist.

Exportierter Honig stammt zumeist aus Brasilien, Neuseeland, Vietnam und vor allem aus China. In China wird der Honig möglicherweise zu früh geerntet und oft mit Zucker gestreckt. Das ist allerdings in Deutschland verboten. Bio-Honig weist weniger Rückstände auf.

Müsli

Konventionell hergestelltes, hochverarbeitetes Müsli enthält oft viel Zucker und nur noch wenige der ursprünglichen Ballaststoffe. Hierbei handelt es sich dann eher um eine Süßigkeit als um ein wertvolles Frühstück. Außerdem finden sich in konventionellen Müslimischungen Getreide aus konventionellem Anbau und ebensolche Zutaten wie geschwefelte und möglicherweise mit Methylbromid begaste Früchte. Auch künstliches Vanillearoma (Vanillin) ist oft enthalten.

Generell sollte man darauf achten, dass das Müsli wenig oder keinen Zucker, keine gesättigten Fettsäuren und kein Palm- und Kokosöl enthält. Haferflocken und Buchweizen sind ideal, frisches Obst anstelle von Trockenfrüchten wäre besser. Hier bieten sich Bio-Müsli-Fertigmischungen oder Basismüsli an. Die Zutaten stammen aus ökologischem Anbau und die Liste der Zusatzstoffe ist begrenzt.

Tipp: Müsli-Rezept zum selbst herstellen:
Zutaten – in Bioqualität:

- 50 g Wal- oder Haselnüsse
- 50 g Sonnenblumenkerne
- 50 g Buchweizen
- 40 g Erythrit
- 80 g Dinkel- oder Hirseflocken
- nach Bedarf Zimt
- frisches Bio-Obst der Saison nach Geschmack
- wer es gerne süß mag: Datteln

Zubereitung:

1. Walnüsse hacken und mit Sonnenblumenkernen und Buchweizen in einer Pfanne mit Erythrit (natürlicher, kalorienloser Zuckerersatz) anrösten, so lange, bis die Nüsse zu duften beginnen. Für das Anrösten empfiehlt sich Rapsöl (konventionelles Kokos- oder Palmöl haben in der Herstellung oft keine gute Umweltbilanz und Palmfett enthält viele ungesunde gesättigte Fettsäuren).
1. Dinkelflocken anrösten und nach Bedarf Zimt zugeben.
1. Die Mischung abkühlen lassen und anschließend in ein Glas füllen.
1. Frisches Bio-Obst der Saison vor dem Genuss zugeben.
1. Nach Geschmack Datteln zugeben (benötigen für den Anbau nicht so viel Wasser wie beispielsweise Rosinen).

Kerstin Scheidecker, die Chefredakteurin der Zeitschrift Öko-Test, empfiehlt Zutaten in Bioqualität, da in den konventionellen Zutaten immer wieder bedenkliche Konzentrationen gesundheitsschädlicher Substanzen, vor allem Pestizide, entdeckt wurden.

Teil III
Wie vermeide ich Schadstoffe in Lebensmitteln?

Dass Schadstoffe in unseren Lebensmitteln eigentlich nichts zu suchen haben ist allen klar. Dr. Chris Methmann, Geschäftsführer von foodwatch, erklärte in einem Interview mit der Zeitschrift Öko-Test im Juli 2022 zu Bio-Lebensmitteln beim Discounter: „Wer vor dem Regal steht und bio aussucht, trifft in der Regel die bessere Wahl." Jedoch weist er auf die Gefahr hin, dass die ökologische Landwirtschaft unter enormen Kostendruck steht und nur noch Minimalstandard produziert.

Mittlerweile versorgt ein einziger Bauer im Schnitt 134 Menschen. Dahinter steckt der Wunsch vieler Verbraucher nach immer billigeren Lebensmitteln, der im Endeffekt unsere Lebensbedingungen zerstört. Die Lösung wäre tatsächlich der Umstieg auf Biowaren. Aber nach wie vor ist die Nachfrage zu gering – sie sind vielen zu teuer. Bis 2030 will unsere Regierung 25 Prozent der Landwirtschaft auf Bio umstellen. Ob dieses Ziel realistisch ist, wird man sehen. Hilfreich könnte es sein, auf andere Pflanzenkulturen umzusteigen, die ebenfalls ertragreich angebaut werden können, aber umweltfreundlicher in der Zucht sind, wie beispielsweise Quinoa. Dieser Weizenersatz, der ursprünglich aus den südamerikanischen Anden stammt, benötigt nur 1/3 der Wassermenge von Weizen und gedeiht auch bei uns.

Fleisch

Die Qualitätskriterien

Am besten isst man weniger Fleisch, leistet sich dafür aber Bioqualität. Die Tiere, von denen das Fleisch stammt, hatten ein besseres Leben und Sie können sicher sein, dass zu Würsten kein Phosphat zugegeben wurde und dass die Tiere nicht mit gentechnisch verändertem Soja gefüttert wurden. „Wer seine Grillwurst mit gutem Gewissen genießen möchte, kommt an Bio nicht vorbei", so Annette Dohrmann von Öko-Test.

Artgerecht gehaltene Schlachttiere

Bio-Schweine haben Auslauf und mehr Platz. Dagegen fristen die konventionell gehaltenen Tiere ihr kurzes Dasein dicht gedrängt in engen Buchten. Auslauf haben sie keinen, ebenso wenig Frischluft. Spaltenböden ohne Stroh mit wenig Beschäftigungsmöglichkeiten gehören zu ihrem Leben. Leider wird auch in der Bio-Tierhaltung gegen Krankheiten wie beispielsweise die Ödemkrankheit geimpft, die man durch bessere Haltungsbedingungen vermeiden könnte.

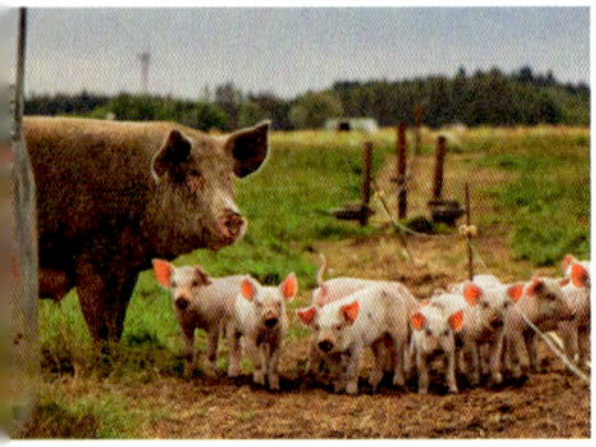

Schweinehaltung

177 Millionen Hühner werden bei uns gehalten. Leider ist bei uns nur jedes Hundertste Masthähnchen Bio. Eine optimale Hühnerhaltung wurde in der SWR-Sendung „Essgeschichten: Gesundes Geflügel" im Juli 2023 vorgestellt: Auf dem von Monika Hense und ihrem Mann betriebenen Hofgut Rossberg im Westerwald. Vier Quadratmeter stehen jedem Tier gemäß Bioverordnung zu. Selbst das ist der Landwirtin zu wenig – die Tiere vertragen sich bei mehr Platz einfach besser, so ihre Erfahrung. Da man bei Bio nahezu keine Medikamente einsetzen darf, hilft sie sich mit dem Roten Sonnenhut (Echinacea), Melisse und Thymian gegen Parasiten. 12 Wochen werden die Tiere gemäß Bioverordnung gehalten, 14 Wochen bei Frau Hense. Bei konventioneller Haltung werden die Tiere nach vier Wochen geschlachtet. Frau Hense hält jeweils 100 gleichaltrige Hühnchen gemeinsam.

Vor der Schlachtung werden die Tiere betäubt. Danach kommen sie in heißes Wasser, damit man die Federn leichter entfernen kann. Ein Veterinär kontrolliert die Schlachtung und die Tiere. Verkauft wird das Fleisch im Hofladen. Kunden sind der Ansicht, dass man es schmeckt, wenn die Tiere frei herumlaufen konnten. Von Biogeflügel weiß man, dass die Tiere kaum Fett enthalten, dafür aber fast zu einem Viertel hochwertiges Eiweiß. Herr Hense beschafft das Futter für seine Hühner selbst. So baut er Ackerbohnen für sie an. Dazu kommen dann noch Leinöltrester, Hafer, Gerste, Weizen und Mineralien. Das Ehepaar betont, dass eine saubere Haltung sehr wichtig ist. Frau Hense untersucht die Küken auch sehr genau, befreit die Tiere von möglichen Kotresten und achtet auf gesunde Beine. Der Lebensraum ermöglicht es den Tieren, sich im Sommer selbst mit Insekten zu versorgen.

Auch Gänse können optimal gehalten werden, wie das Beispiel des Landwirts Stephan Becker in Sarmersbach bei Daun in der Eifel zeigt. Er hält auf seinem Hof 120 Tiere. Die Tiere haben sehr viel Platz, bekommen Gras und haben einen Teich, erhalten jedoch kein Biofutter, sodass eine Zertifizierung nicht möglich ist. Dennoch: Das Futter bezieht er völlig nachhaltig von seinem Nachbarn. Er hält auch Bienen und kann daher das Naturheilmittel Propolis (Kittharz) selbst herstellen, das wiederum bei den Gänsen gegen Parasitenbefall hilft.

Eier

Im Folgenden sollen die Unterschiede zwischen Käfig-, Boden- und Freilandhaltung kurz erläutert werden.

Käfighaltung:

Die Hühner werden in winzigen Käfigen gehalten, in denen einem Huhn nur eine Fläche von 550 Quadratzentimetern zur Verfügung steht – weniger als ein DIN-A4-Blatt. Vier bis fünf Hennen leben in einem Käfig. Diese Käfige stehen in Doppelreihen und bis zu acht Etagen übereinander. In Deutschland ist die Käfighaltung seit 2010 verboten, in der EU seit 2012. Außerhalb der EU ist sie allerdings noch erlaubt und gängige Praxis. Aus diesen Ländern (z. B. Ukraine) werden Käfigeier zum Teil weiterhin in die EU importiert.

Bodenhaltung:

Hier werden im Schnitt neun Hennen pro Quadratmeter gehalten – meist in riesigen Hallen. Sind Sitzstangen und Legenester in mehreren Etagen angebracht (sogenannte Volierenhaltung), dürfen es sogar 18 Hennen pro Quadratmeter sein. Eine Herde darf aus bis zu 6.000 Hennen bestehen. In einem Stall können mehrere Herden gehalten werden. Die Tiere haben keinerlei Beschäftigungsmöglichkeiten und keinen Grünauslauf. Eier aus Bodenhaltung erkennt man an einem Stempel mit der Nr. „2" auf dem Ei.

Freilandhaltung:

Bei der Freilandhaltung erhalten die Hühner tagsüber einen Auslauf von mindestens vier Quadratmetern pro Tier. Die Bedingungen im Stall entsprechen denen der Bodenhaltung. Es stehen Sitzstangen, Legenester und eingestreute Scharrräume zur Verfügung. Bei dieser Haltungsform können die Grundbedürfnisse der Hennen wesentlich besser umgesetzt werden als bei der Bodenhaltung. Stammen die Eier aus Freilandhaltung erkennt man das an dem Stempel mit der Nr. „1" auf dem Ei.

(Quelle: VIER PFOTEN – Stiftung für Tierschutz: Haltungsformen bei Legehennen, s. Anhang)

Leider stammen nur sieben Prozent unserer Eier aus biozertifizierter Herstellung. Um Eier billig anbieten zu können, werden Hühner in der konventionellen Haltung auf engstem Raum zusammengepfercht und mit Billigfutter ernährt. In dieser „Nahrung" finden die krankheitsanfälligen Tiere dann beispielsweise vermahlene Fischabfälle (das Ei schmeckt dann mehr oder weniger nach Fisch), Walfleischmehl, Pestizide, Cadmium, Blei und Quecksilber, Anti-Parasitenmittel,

Anti-Parasitenmittel, Kadavermehl, leistungsfördernde oder chemische Zusätze, Farb- und Geschmackstoffzusätze. Diese Substanzen findet man dann auch als Rückstände im Ei. Außerdem darf dem Futter bis zu einem gewissen Prozentsatz der eigene Kot der Tiere, getrocknet und zermahlen, wieder zugesetzt werden. Auf diese Weise zirkulieren die gefütterten Schadstoffe mehrfach durchs Huhn und haben reichlich Gelegenheit, sich abzulagern.

Eier aus Bodenhaltung sind hier keine Lösung. Vor allem ist die Qualität der Tierhaltung noch weit entfernt von Freilandhaltung und auch auf Medikamente wird nicht verzichtet, die hier zum Teil sogar in höherer Menge und über einen längeren Zeitraum verabreicht werden müssen als bei Käfighaltung. Bio-Hühner erhalten dagegen nur pflanzliches Bio-Futter – zum Großteil vom Bio-Hof, auf dem sie leben. Benötigt man zusätzliches Futter, muss es Bio-Futter sein. Futterzusätze wie Antibiotika oder Anti-Parasitenmittel sind nicht zugelassen.

Aus dem Futter von Bio-Hühnern resultiert ein nachgewiesen höherer Lecithin- und Carotinoidgehalt der Eier. Man führt den höheren Gehalt an diesen Gesundheitsstoffen darauf zurück, dass die Hühner bei der Auslaufhaltung Sonne genießen konnten. Bio-Eier stammen von Hühnern, die artgerecht gehalten werden. Die Tiere haben mehr Platz im Freien als in der konventionellen Freilandhaltung. Dass es sich wirklich um Bio-Eier handelt, erkennen Sie am Stempel mit der „0" auf jedem Exemplar.

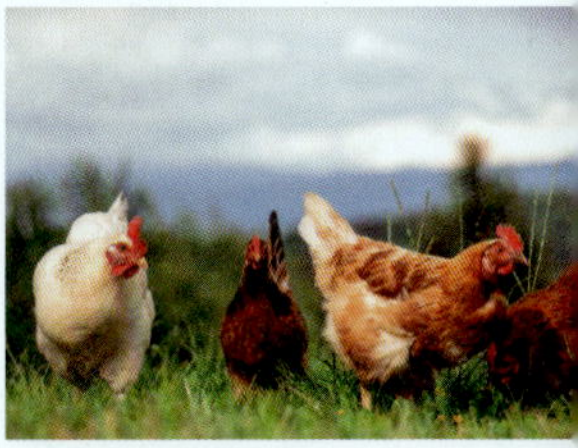

Hühnerhof

Pflanzliche Lebensmittel: Obst und Gemüse aus konventionellem Anbau ist oft schadstoffbelastet

Wenn Obst und Gemüse nur über wenig oder dünne Schalen bzw. über gar keine verfügt, besteht immer die Unsicherheit, ob beim Anbau verwendete Pestizide in die Frucht eingedrungen sein könnten, wenn ja, inwieweit und, ob auch noch Kunstdünger hinzugekommen sein könnte. Da Schälen oft die wertvollsten Inhaltsstoffe von Obst entfernt (z. B. bei Äpfeln), ist es hier nur begrenzt hilfreich. Anders sieht es bei Obst mit dicken Schalen aus, beispielsweise Bananen oder Orangen. Es kann zwar vorkommen, dass so hohe Konzentrationen an Pestiziden verwendet wurden, dass diese durch die Schale hindurchdrangen. Dies ist aber eher unwahrscheinlich. Beim Schälen können die Schadstoffe jedoch auf die Haut gelangen.

Konventionelle Gemüse- und Salatproben wurden und werden von Greenpeace, Öko-Test und der Stiftung Warentest immer wieder auf Schadstoffe untersucht. Die Ergebnisse zeigen, dass nur in Ausnahmefällen keine Rückstände vorhanden sind und oft sogar ein ganzer Pestizidcocktail gefunden wird.

Um Kosten zu sparen, bietet es sich bei Kartoffeln, Lagerobst und -gemüse an, entsprechend der Saison zu kaufen und größere Mengen im kühlen Keller einzulagern. Vielleicht hat man einen Biobauern in der Nähe, sodass man einen Zentner Kartoffeln bei ihm günstig erwerben kann. Und wenn man gerade keine Bio-Ware bekommt: Regionale Sorten während der Saison sind in der Regel weniger belastet. Für Orientierung hierbei sorgt ein Kennzeichnungsgesetz, das seit Januar 2008 in Kraft ist. Seitdem muss das Ursprungsland bei allen Obst- und Gemüsesorten angegeben werden, wie ist aber leider nicht genauer festgelegt. Zudem gibt es Schlupflöcher: Bei Bananen und Kartoffeln etwa muss das Herkunftsland nicht angegeben werden.

Fazit: Bei Obst und Gemüse mit essbarer Schale (Möhren, Paprika, Äpfel, Aprikosen, Pfirsiche etc.) sollte man auf Bio-Qualität achten, solches mit dicker Schale, die zumeist entfernt wird (Orangen, Bananen etc.), darf auch aus konventionellem Anbau stammen. Zusammenfassend kann man für Obst und Gemüse sagen, dass „Bio“ fast immer schadstofffrei bedeutet.

Getreideprodukte

Brot

Seitdem Brot zur Industrieware geworden ist, besteht es nicht mehr nur aus Mehl, Wasser, Salz und Triebmittel (Backpulver, Hefe,

Sauerteig). Der Teig muss maschinenfreundlich sein. Dazu sind beispielsweise Emulgatoren und Cystein – ein Eiweißbaustein – nötig. Außerdem können noch künstliches Vitamin C (fast ausschließlich gentechnisch hergestellt), Farbstoffe, Enzyme, Aromen, künstliche Teigsäuerungsmittel, Sojamehl und vieles andere mehr dazukommen. Über 150 Zusatzstoffe sind erlaubt. Man findet sie beispielsweise in den „Backhilfen", die die konventionellen Bäcker – auch die kleinen selbstständigen – fertig gemixt von der Industrie bekommen. Ungefähr 75 Prozent der Bäcker verwenden diese Hilfsmittel, oft ohne zu wissen, was genau darin enthalten ist. Sie erleichtern die Arbeit, sorgen für gleichbleibende Qualität und reduzieren den Zeitaufwand. Aber diese „Hilfen" sind nicht unbedingt gesund. So fanden Ärzte beispielsweise heraus, dass vor allem die Backzusätze für das sogenannte „Bäckerasthma" verantwortlich sind, einer der häufigsten berufsbedingten Atemwegserkrankungen.

Bei abgepacktem Brot muss eine Zutatenliste Auskunft über die Inhaltsstoffe geben; zumindest teilweise, denn Enzyme (s. Anhang, Lexikon) sind beispielsweise nicht angabepflichtig. geben. Bei unverpackter Ware ist so etwas nicht Pflicht und oft weiß das Verkaufspersonal nicht, was in dem Brot enthalten ist. Verbraucherfreundliche Bäckereien sind an deutlichen Hinweisen über die Zusatzstoffe zu erkennen.

Getreideschädlinge, die auch Gesundheitsgefahren bedeuten können, werden konventionell mit – nicht immer gesundheitsfreundlichen – Begasungsmitteln vergiftet. Getreide aus dem ökologischen Anbau wird anstatt mit Chemie mit Kohlendioxid sowie Stickstoff behandelt – also natürlichen Bestandteilen der Luft.

Für Bio-Bäcker ist es Ehrensache, auf Fertigmischungen zu verzichten. Nur wenige Zusatzstoffe sind erlaubt, die deklariert werden. Chemisch-synthetische Pestizide, Kunstdünger und Gentechnik ist für Bio-Getreide tabu. Das heißt, Bio-Brot können Sie sorglos genießen.

Reis

Reis ist oft mit Schwermetallen, vor allem Cadmium und auch Arsen belastet. Die gesundheitsschädlichen Substanzen gelangen vermutlich über belastetes Flusswasser, mit dem viele Reisbauern ihre Felder

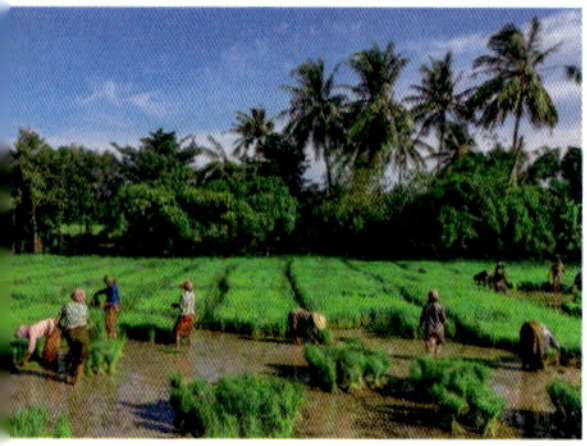

Reisfeld

fluten, in die Körner. Dagegen können einige Bio-Bauern auf sauberes Quellwasser zurückgreifen. Schlimmer sind jedoch die Pestizide, denn der konventionelle Reisanbau ist pestizidintensiv und es werden viele Wirkstoffe in hohen Dosierungen eingesetzt, über die in Deutschland kaum Kenntnisse vorliegen.

Naturreis weist wesentlich mehr Mineral- und Ballaststoffe auf als polierter Reis. Jedoch finden sich gerade in der ballaststoffreichen Hülle – je nach Anbaugebiet und Wasserqualität – auch Pestizide und Schwermetalle. Deshalb sollte man Naturreis nur in Bio-Qualität kaufen.

Nudeln

In den Nudeln selbst sollte es eigentlich keine Schadstoffe geben, zumindest wurden in einer Untersuchung von Spaghetti weder Cadmium noch andere unerwünschte Inhaltsstoffe gefunden. Jedoch können Schimmelpilzgifte durch falsche Lagerung des Getreides in die Nudeln gelangen.

Wenn statt Frischei Eipulver zur Herstellung der Nudeln verwendet wird, kann Oxycholesterin entstehen, ein Oxidationsprodukt (das heißt, Sauerstoff hat sich angelagert), das einige Wissenschaftler für die Hauptursache der Arteriosklerose halten. Bei Bionudeln sind auch für die Lagerung keine Pestizide erlaubt. Eipulver und Eier aus Massentierhaltung finden keine Verwendung. Das bedeutet, dass Bio-Nudeln für unbeschwerten Genuss sorgen.

Teil IV
Die gesündesten Lebensmittel

Welche Ernährung ist die gesündeste?

90 Prozent der Deutschen versuchen, sich gesund zu ernähren. Doch das ist gar nicht so leicht, denn noch nie gab es so viele verschiedene Lebensmittel und Ernährungstipps wie heute. Da stellt sich die Frage, welche Ernährung tatsächlich gesund ist.

Das größte Gesundheitsrisiko, das man selbst beeinflussen kann, ist immer noch das Rauchen. Aber ungesunde und belastete Ernährung nimmt diesbezüglich eine immer wichtigere Stellung ein. Ganz allgemein findet man immer mehr gesundheitsbezogene Werbung auf unseren Nahrungsmitteln. Besonders beliebt ist der Vermerk „Frei von", zum Beispiel von Gluten oder Weizen ganz allgemein, Laktose etc. Den Verbrauchern wir suggeriert, dass es sich dann um besonders gesunde Lebensmittel handelt. Das gipfelt in der Bezeichnung „Superfood" – also vermeintlich exorbitant gesunde Lebensmittel. Mit dem wahren Nutzen solcher Lebensmittel haben wir uns bereits in einem vorangegangenen Kapitel näher beschäftigt.

Immer wieder liest man von neuen Ernährungsstudien. Ständig wird ein gesünderes, längeres Leben durch eine ganz bestimmte Ernährungsweise oder bestimmte Lebensmittel versprochen. Heute werden Vollkornprodukte empfohlen, morgen eine fettreiche Ernährung, übermorgen das Fasten, um gesund alt zu werden. Für Laien ist dies kaum zu durchschauen, da sich die Ergebnisse oft widersprechen. In der Regel schneidet die mediterrane Ernährung gut ab. Das heißt, viel Obst, Gemüse, Fisch und wenig Fleisch.

Die Ernährungsempfehlungen sind auch von Land zu Land unterschiedlich. So lautet beispielsweise die offizielle Empfehlung für die Tagesdosis an Vitamin C in Deutschland 110 mg, in Großbritannien 40 mg und in den USA und 90 mg. Wer hat nun recht? Das einzig richtige Essen gibt es nicht! Einzelne Lebensmittel zu verteufeln oder verstärkt zu sich zu nehmen ist wissenschaftlich selten haltbar. Am besten, man ernährt sich abwechslungsreich mit viel frischem Gemüse der Saison, wenig Fleisch und viel Fisch – im Idealfall in Bioqualität. Übergewicht sollte man vermeiden, möglichst wenig Zucker essen und viel in Bewegung bleiben. Dann macht man alles richtig.

Welche Lebensmittel sind am wenigsten schadstoffbelastet?

Nachdem Jenke von Wilmsdorff sein selbstzerstörerisches Experiment beendet hatte, von dem in Teil II dieses Buches bereits die Rede war, nahm er nur noch Bio-Lebensmittel zu sich und seine Werte wurden deutlich besser. Nach dem Umstieg auf Bio-Ware zeigte die Untersuchung seiner Werte, dass die Schadstoffbelastung schnell deutlich abnahm. Glyphosat beispielsweise war um das Vierfache des Ausgangswertes gesunken.

Von Wilmsdorff sprach in der Sendung mit Martin Häusling, agrarpolitischer Sprecher der Grünen im EU-Parlament und seit 1988 Biolandwirt. Er hält den Umstieg auf Biolandwirtschaft und die Abkehr von Pestiziden für unumgänglich. Er selbst wendet beispielsweise eine Methode an, bei der Kunstdünger mithilfe von Leguminosen eingespart wird. Leguminosen sind Hülsenfrüchtler, die auch als Gründünger eingesetzt werden können, da sie atmosphärischen Stickstoff binden, und so viel Stickstoff zur Verfügung stellen. Für die

Erzeugung von 180 kg mineralischem Dünger werden 300 kg Mineralöl benötigt. Zusätzlich zu dieser umweltfreundlicheren Düngung ist für die Bio-Landwirtschaft auch nur die Haltung einer begrenzten Anzahl von Tieren pro Fläche erlaubt, was die Produktionsflächen zusätzlich schont. „Je mehr Bio nachgefragt wird, desto eher erfolgt die Umstellung.“, so Martin Häusling.

Biowaren sind zwar teurer, aber in den anderen Lebensmitteln steckt bis zu 95 Prozent mehr Gift. Jenke von Wilmsdorff ist zudem der Meinung, dass wir mehr Wertschätzung für Lebensmittel brauchen. In Europa steht Deutschland bei den Lebensmittelpreisen auf dem viertletzten Platz – alle anderen geben mehr dafür aus.

Die Verbraucherzentrale (s. Anhang, Quellen) weist darauf hin, dass bestimmte Lebensmittel immer wieder die erlaubten Grenzwerte bei den Pestizidrückständen überschreiten. Dazu zählen beispielsweise gefüllte Weinblätter oder frische Kräuter aus Übersee. In Deutschland betrifft dies vor allem schnell verderbliche Obst- und Gemüsesorten wie frische Beeren, Aprikosen, Birnen, Tomaten oder Paprika. Normalerweise enthalten robustere Sorten wie Kohl, Kartoffeln oder Möhren weniger Pestizide. Ganz allgemein kann man sagen, dass Wurzelgemüse in der Regel rückstandsärmer ist als Blatt- und Fruchtgemüse.

Zusätzlich sollte man wissen, dass Lebensmittel aus Drittstaaten häufig stärker belastet sind als Lebensmittel aus der Europäischen Union. Die Verbraucherzentrale macht auch darauf aufmerksam, dass sogar tierische Lebensmittel Pestizide enthalten können und stellt fest, dass Bio-Lebensmittel weniger stark belastet sind. Das zeigte das sogenannte Ökomonitoring Baden-Württembergs 2021 (www.verbraucherportal-bw.de/,Lde/Startseite/Verbraucherschutz/_Oekomonitoring). Dabei fand man heraus, dass konventionelles Gemüse durchschnittlich 200-mal höher mit Pestizidrückständen belastet war, bei Obst war es sogar 240-mal mehr. Dagegen waren drei Viertel des untersuchten Bio-Obstes und Gemüses rückstandsfrei. Wenn tatsächlich Rückstände festgestellt wurden, fand man sie überwiegend nur im Spurenbereich (< 0,01 mg/kg).

Bio-Lebensmittel – Was ist das genau und wie erkenne ich sie zweifelsfrei?

Zu den Hauptzielen der ökologischen Landwirtschaft bei der Produktion von Bio-Lebensmitteln gehört die Gesunderhaltung des Kreislaufs Boden – Pflanze – Tier – Mensch. Folgende Regeln sind wichtig:

- Artgerechte Tierhaltung. Sie richtet sich nach den Bedürfnissen der jeweiligen Tierart. Das betrifft beispielsweise die Möglichkeit für Auslauf, Einstreu im Stall statt Spaltenböden, Bewegungsmöglichkeiten, Verbot der Käfighaltung von Hühnern und Einzelhaltung von Kälbern in Mastboxen. So darf ein Kalb beispielsweise immerhin eine Woche bei der Mutter bleiben, während es ihr in der konventionellen Landwirtschaft gleich weggenommen wird. Die Ställe werden von Tageslicht geflutet, Schweine stehen auf Stroh und haben genügend Platz. Die Tiere dürfen auf die Weide und haben freien Zugang dazu – das bedeutet auch, dass sie bei Hitze Schutz im Stall oder im Schatten von Bäumen finden.
- Auch die möglichst schonende Schlachtung gehört dazu. Die jeweilige Tierart soll möglichst an die Standortbedingungen angepasst sein, um eine hohe Widerstandsfähigkeit des jeweiligen Tieres zu erreichen. Schon seit langer Zeit weiß man aus Studien, dass Tiere Haltungsformen vorziehen, wie sie auf Biohöfen üblich sind. Schweine benötigen beispielsweise zumindest Wühlerde, Langeweile ist gar nicht gut. Das heißt, sie benötigen Spielzeug und Beschäftigungsmöglichkeiten. Eigentlich ist letzteres sogar vorgeschrieben – auch in der konventionellen Haltung. Ein Stall der Zukunft böte einen geschützten Bereich zum Fressen, eine Möglichkeit ins Freie gehen können und eine gute Ausbildung des Tierhalters.
- Anpassung der Tierhaltung an die Betriebsfläche. Das bedeutet nur eine begrenzte Anzahl von Weidetieren pro Fläche. Dadurch entsteht weder zu viel Gülle noch zu viel Mist, wie es in der konventionellen Landwirtschaft häufig ist.

- Förderung bewährter Kultursorten und Zuchtrassen. Dies ist besonders im Hinblick auf Schädlingsresistenz und Tiergesundheit wichtig.
- Ausschluss der Gentechnik bei Produktion und Verarbeitung.
- Möglichst regionale Vermarktung verbrauchernah erzeugter Lebensmittel.
- Weitgehende Vermeidung von importierten Futtermitteln aus Drittländern.
- Verbot von Kunstdünger und chemisch-synthetischen Schädlingsbekämpfungsmitteln (Pestizide).
- Futter sollte vom eigenen Bio-Hof stammen, bei Zukauf nur von ökologisch wirtschaftenden Betrieben. Zudem sollte es sich um Heu und ähnliches artgerechtes Futter handeln, nicht um Mais oder Weizen. Soja ist sogar verboten.
- Kurze Wege für den Transport zum Schlachthof, um die quälerischen Tiertransporte zu vermeiden.
- Verbot der Lebensmittelbestrahlung mit ionisierenden Strahlen zur Haltbarmachung.
- Förderung der Bodenfruchtbarkeit und der natürlichen Abwehrkräfte von Pflanzen und Tieren gegen Krankheiten und Schädlinge.
- Schonung des Grundwassers, insbesondere in Bezug auf Nitrat und Rückstände von Pestiziden.

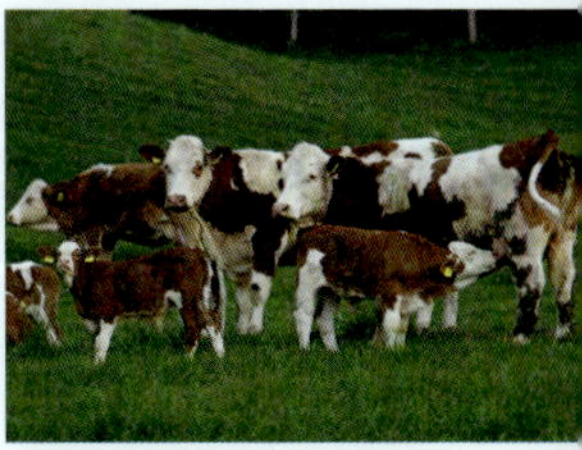
Kühe auf der Weide

Die ökologische, artgerechte Tierhaltung hat viele Vorteile. So ist beispielsweise die Tiergesundheit deutlich besser. Es gibt weniger Fruchtbarkeitsstörungen und das Abkalben funktioniert besser. Im Großen und Ganzen sind auch die Gewinnspannen höher, denn es müssen weder Futter noch Kunstdünger zugekauft werden und Arzneimittel werden kaum benötigt. Die Unkrautbekämpfung ist ebenfalls leichter, da die Böden auch im Winter bepflanzt sind – dadurch wird kein Boden weggeweht. Da Traktoren weder zum Spritzen von Pestiziden noch für das Ausbringen von Kunstdünger erforderlich sind, wird dadurch auch der Boden nicht verdichtet. Schon seit Jahrzehnten ist bekannt, dass in Bioböden mehr Regenwürmer vorkommen. Das wirkt zusätzlich der Bodenverdichtung entgegen.

Die oben aufgeführten „Mindest"-Richtlinien gelten für alle Biobetriebe, die für Naturkostläden, die Biomarken der Super- und Drogeriemärkte etc. produzieren. Für die Einhaltung der Regeln sorgen die jeweiligen Anbauverbände, die mit den speziellen Kennzeichen, Siegeln oder Logos auf ihren Produkten die Einhaltung dieser Regeln gewährleisten. Eine Auflistung der Bio-Siegel finden Sie unter *https://de.wikipedia.org/wiki/Bio-Siegel*. Die Anbauverbände heißen Demeter, Bioland, Biokreis, Naturland, Gäa, Biopark, Verbund Ökohöfe, Ecoland und Ecovin.

Die einzelnen Verbände haben noch zusätzliche Richtlinien, deren Einhaltung ebenfalls überprüft wird. So berücksichtigen beispielsweise die Demeter-Bauern bei der Aussaat den Stand der Sterne. Hierbei handelt sich um den ältesten und bekanntesten Bio-Verband in Deutschland und er hat ein Wachstum von ca. 6 Prozent pro Jahr – sowohl in der Fläche als auch bei den Betrieben. Seit 1997 ist er auch über Deutschland hinaus bekannt, unter der Firmierung Demeter-International. Bioland ist der größte Verband des ökologischen Landbaus in Deutschland und Südtirol.

Die speziellen Regeln können Sie bei den jeweiligen Verbänden erfragen (s. Anhang „Hilfreiche Adressen" bzw. Internetpräsentation des jeweiligen Verbands). Ein Verstoß gegen die jeweiligen Regeln hat eine Geldstrafe und bei Wiederholung Verbandsausschluss zur Folge (siehe folgendes Kapitel), womit auch alle Investitionen umsonst waren. Wer keinem Verband angehört, aber dennoch „Bio" produzieren will, muss dann zumindest die Richtlinien der europäischen Bioverordnung einhalten.

Bio-Lebensmittel und die Kontrolle

Kontrollen werden im Bio-Bereich sehr ernst genommen. So müssen sich nicht nur die Bauern mindestens einmal pro Jahr nach EU-Öko-VO durch eine unabhängige Kontrollstelle auf Einhaltung der Bio-Richtlinien prüfen lassen. Auch zusätzliche Stichprobenkontrollen sind möglich. Dasselbe gilt für die Verbände. Naturland fordert zusätzlich, dass die ökologische Wirtschaftsweise mit einem Hofschild nach außen offen bekannt gegeben wird. Ihrer Ansicht nach entspricht dies einer zusätzlichen „Sozialkontrolle“ (z. B. durch Nachbarn und Kunden). Demeter schreibt ein jährliches Betriebs- und Entwicklungsgespräch mit Kollegen vor.

Wenn also ein Unternehmen oder ein Bauer ein Lebensmittel unter der Bezeichnung „Öko“ oder „Bio“ vermarkten will, müssen sie sich bei der zuständigen Behörde des jeweiligen EU-Mitgliedsstaates nach einem festgelegten Muster melden. Außerdem müssen sie sich mit dem Kontrollverfahren durch einen Kontrollvertrag mit einer zugelassenen Kontrollstelle einverstanden erklären. Wenn Sie Zweifel haben, ob ein von Ihnen gekauftes „Bio“-Produkt auch wirklich „Bio“ ist, können Sie sich bei den zuständigen Behörden (Landwirtschaftsämter, entsprechende Behörden der Stadtverwaltung oder dem Landratsamt) erkundigen.

Für den Verbraucher heißt das: Produkte, die mit dem Hinweis auf die Öko-Kontrollstelle gekennzeichnet sind und die Produktbezeichnung „Bio“ oder „Öko“ enthalten, entsprechen mindestens den gesetzlichen Vorschriften der EU. Findet man einen Hinweis auf dem Produkt, dass es sich bei dem Landwirt um ein Mitglied eines der Ökoverbände handelt, so wurden die Vorschriften des jeweiligen Verbands zusätzlich bei der Erzeugung des Lebensmittels beachtet. Wer sich mit den Bedingungen der einzelnen Verbände nicht auseinandersetzen will, hat es seit der Verabschiedung der EG-Verordnung leichter. Jetzt weiß man, wenn man ein „Bio“- oder „Öko“-Lebensmittel kauft, dass zumindest die gesetzlichen Rahmenbedingungen der EU dafür eingehalten wurden.

Von den reinen Bio-Lebensmitteln unterscheiden sich Bio-Mischprodukte und die Reformwaren. Die Waren, die über Reformhäuser angeboten werden, sind zum Teil Bio, manche auch nicht. Hier muss man die Kennzeichnung auf den Lebensmitteln beachten, die für Reformwaren genauso gelten. Hier sollte man allerdings wissen, dass die Ware ohne Einschränkung als Bio-Ware deklariert werden darf, wenn die Menge der konventionellen Zutaten 5 Prozent nicht überschreitet. Darüber hinaus müssen Waren mit bis zu 30 Prozent konventionell angebautem Anteil diesen Anteil prozentual ausweisen. Übersteigt der Fremdanteil 30 Prozent, dürfen die Waren nicht mehr als Bio-Produkt deklariert werden.

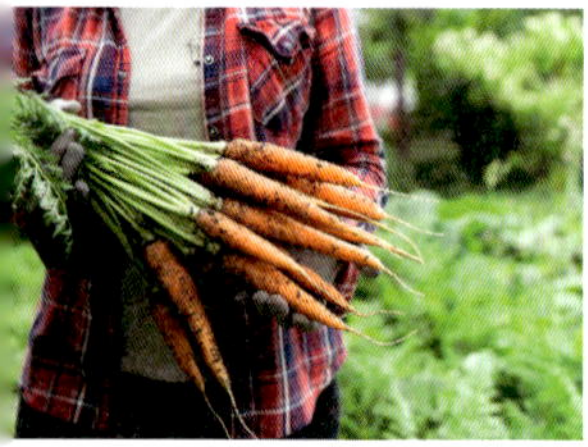

Bio-Lebensmittel

Der Naturkosthandel bietet ausschließlich Bio-Produkte an. Die großen Handelsketten wie „Norma", „REWE", auch „ALDI" oder „LIDL" haben oft eigene Bio-Produktlinien, die sie mit einem speziellen Label kennzeichnen. Diese besonderen Kennzeichen sind keine staatlichen oder EU-Kennzeichen. Sie sollen in der Regel nur das Auffinden der Bio-Lebensmittel erleichtern. Aber auch auf diesen Produkten finden Sie – vorausgesetzt, es handelt sich um echte Bio-Lebensmittel – die bereits geschilderten Kennzeichen wie die Prüfstelle oder das bundeseigene Bio-Zeichen.

Das bedeutet, dass Sie den Begriffen „Bio" und „Öko" vertrauen können.

Studien belegen: Bio ist gesünder – für uns und die Umwelt

Bereits 2007 trug ein Artikel im Newsletter Nr. 159 der Weltleitmesse für Biolebensmittel „Biofach" folgende Überschrift: „Jetzt bewiesen: Bio ist wirklich besser!". Was steckte dahinter? Die Sunday Times online-Ausgabe berichtete von einer vier Jahre lang dauernden Studie, die 12 Millionen britische Pfund gekostet hatte und die von der Europäischen Union unterstützt wurde. Dabei handelte es sich um das bisher größte Forschungsprojekt zu den Vorteilen von ökologischem Landbau und Biolebensmitteln. Die Sunday Times war der Ansicht, dass genau diese Studie die jahrelangen Debatten beenden und die Ansicht der Regierung ändern könnte, dass Biolebensmittel nicht nur als Teil eines ganz speziellen Lebensstils zu sehen sind, sondern dass diese Lebensmittel tatsächlich gesünder sind als die konventionell erzeugten.

Tatsächlich zeigte die Studie „Quality Low Input Food" (QLIF), dass Bio-Obst und -Gemüse über 40 Prozent mehr Antioxidantien (s. Anhang, Lexikon) aufweisen als konventionelles Obst und Gemüse. Der Koordinator der Studie, Professor Dr. Carlo Leifert von der britischen Universität Newcastle betonte, dass die Unterschiede so deutlich seien, dass auch Leute, die keine fünf Portionen Obst und Gemüse täglich essen, bei biologischer Ernährung genügend wichtige Inhaltsstoffe zu sich nehmen.

Einen noch höheren Gehalt an Antioxidantien als in Obst und Gemüse fanden die Wissenschaftler in der Milch. Stammte sie von biologisch gehaltenen Kühen, so enthielt sie 90 Prozent – also fast doppelt so viel – mehr Antioxidantien und gesunde Fettsäuren als die Milch aus konventioneller Produktion. Damit deuten die Ergebnisse darauf hin, dass der Genuss von Biolebensmitteln dem Verzehr einer Zusatzportion Obst und Gemüse pro Tag entspricht – so die Ansicht von Professor Dr. Carlo Leifert.

Bio-Lebensmittel sind nicht nur gesünder, sie sind in vieler Hinsicht besser. Im Folgenden wollen wir einmal die zahlreichen Vorteile von Bio-Produkten zusammenfassen. Bio-Anbau schützt die Umwelt. Es ist unumstritten, dass die Käuferinnen und Käufer von Biolebensmitteln täglich zur Verringerung der „Chemiefracht" in Luft und Wasser sowie zur Erhaltung der Artenvielfalt auf unserem Planeten beitragen. Hier wird der Begriff „Nachhaltigkeit" ernst genommen, ohne ihn von Anfang an auf die Fahnen zu schreiben. Dabei versteht man unter „nachhaltig", die gegenwärtigen Bedürfnisse zu befriedigen, ohne die Bedürfnisse künftiger Generationen zu beeinträchtigen, sprich die sogenannte „Enkelfreundlichkeit". Mit dem Kauf von Bio-Produkten denkt man – bewusst oder unbewusst – auch an die nächste Generation und schützt nicht nur seine eigene Gesundheit.

Ein weiterer Vorteil der biologischen Landwirtschaft ist, dass aufgrund des geringeren Flächenbedarfs für Stallungen weniger versiegelte Flächen entstehen. Zudem gibt es keine Gülleseen. Ökolandbau verbraucht um 30 Prozent weniger Energie und deutlich weniger

Wasser. Dadurch werden auch weniger klimaschädliche Gase (z. B. 55 Prozent weniger Kohlendioxid) produziert. Dies wird unter anderem auf den geringeren Einsatz von Kraftfutter, weniger dichten Viehbesatz und energiesparende Wirtschaftsweise zurückgeführt. Auch energieintensive Lüftungs- und Heizanlagen, die bei der Massentierhaltung erforderlich sind, hat die ökologische Landwirtschaft nicht nötig. Zusätzlich entfällt der Energiebedarf für das Herstellen von künstlichen Pestiziden und Kunstdünger, deren Produktion viel Energie verschlingt.

Wichtig ist, auf eine umweltfreundliche regionale Vermarktung zu achten. Seit 2009 müssen Produkte den Vermerk tragen, ob die Zutaten aus dem EU-Raum stammen oder nicht. Dass dies nicht immer möglich ist, erkennt man an Ananas, Tee oder Kaffee. Lebensmittel, die auch bei uns gedeihen, werden am umweltfreundlichsten regional vermarktet, dies ist dann leichter erkennbar. Durch den Transport mit dem Flugzeug aus Südafrika entstehen beispielsweise pro Kilogramm Trauben 11 kg Kohlendioxid zusätzlich. Der Kauf regionaler Produkte verhindert, dass unnötige KFZ- und LKW-Schadstoffe in die Umwelt gelangen, und das schützt im Endeffekt auch uns. Leider ist der Begriff „regional“ nicht gesetzlich definiert. Daher bleibt uns Verbrauchern nichts anderes übrig, als auf der Verpackung nachzusehen, ob Herkunfts-, Erzeugungs- und Verarbeitungsort angegeben sind, bei Fleisch die Schlachtstätte. Zur Not muss man den Verkaufsleiter fragen.

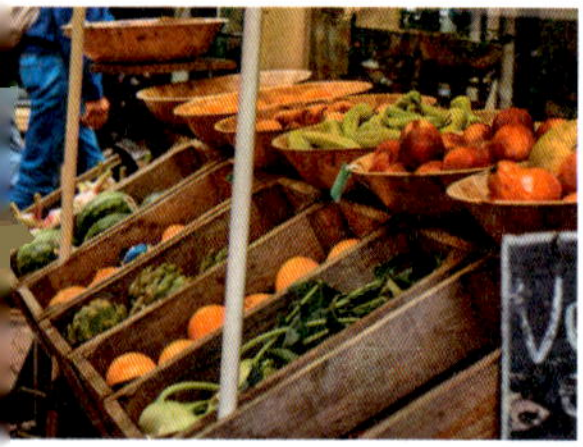

Hofladen

Ökologischer Anbau schützt das Trinkwasser, das Wasser generell und die Luft. Nitrat gelangt über Düngung in der Landwirtschaft ins Grund- und schließlich ins Trinkwasser. Daraus kann im Magen-Darm-Trakt Nitrit entstehen, das zumindest in höheren Konzentrationen als krebserregend gilt. Öko-Landbau führt zu geringeren Pestizid- und Nitratauswaschungen. Das dient der Reinhaltung des Grund- und Oberflächenwassers. Einige Wasserwerksbetreiber (z. B. in München) unterstützen im Einzugsbereich ihres Trinkwassers den Umstieg auf ökologische Landwirtschaft finanziell.

Da die ökologische Tierhaltung generell artgerechter ist als die konventionelle Massentierhaltung, werden die Tiere seltener krank. Müssen doch einmal Medikamente eingesetzt werden, wird oft zunächst mit Naturheilverfahren gearbeitet, wodurch weniger Medikamentenrückstände ins Grundwasser und in die Böden gelangen. Zudem müssen beispielsweise die Mitglieder des Bioverbandes Bioland nach der Verwendung von Arzneimitteln doppelt so lange wie konventionelle Betriebe warten, bis sie das Tier oder seine Produkte wieder nutzen dürfen.

Der Anbau von Biolebensmitteln trägt zum Hochwasserschutz bei, weil Biobauern den Humusgehalt ihres Bodens fördern und der Einsatz von schweren Maschinen, die den Boden verdichten, begrenzt ist. Damit kann das Regenwasser vom Boden besser aufgenommen werden.

Der Zeitschrift Öko-Test vom Juni 2020 kann man entnehmen, dass die Ursache für vermehrte Allergien ganz klar an der Luftverschmutzung liegt, die beim Bioanbau geringer ist. Man nimmt an, dass beispielweise Stickoxide (Nox) unsere Schleimhäute angreifen und sie empfindlicher machen. Zudem wird vermutet, dass sie das allergene Potenzial allergieauslösender Substanzen erhöhen. Man weiß zum Beispiel von der Pflanze „Ambrosia", dass ihre Pollen aggressiver werden, wenn sie Stickoxiden ausgesetzt sind. Dasselbe gilt für Birkenpollen und Dieselrußpartikel.

Schmecken Biolebensmittel eventuell sogar besser?

In der Regel wird der bessere Geschmack von „Biokost-Gegnern" vehement bestritten. Jedoch kann man anhand wissenschaftlicher Untersuchungen mittels Gaschromatographen (ein Analysegerät für minimale Konzentrationen etwa von Aromastoffen) feststellen, ob ein und dieselbe Pflanzenart künstlich oder organisch gedüngt wurde. So optimiert eine Bohne bei organischer Düngung, wie sie für Biolebensmittel angewendet wird, ihr typisches Geschmacksmuster. Dagegen neigen Kohlgewächse bei starker mineralischer Stickstoff-Düngung mitunter zu einem unangenehmen Geruch. Es scheint also etwas dran zu sein, am besseren Geschmack.

Weniger Risiko bei höherer Qualität

Für keine Lebensmittel ist die Kontrolle so streng wie für Biolebensmittel und die Herkunft der Produkte ist nachvollziehbar. Auch der Kontrolleur wird kontrolliert und an seine Ausbildung werden hohe Anforderungen gestellt. Teure Risikoforschung und andere Kostenfaktoren entfallen. Ein Test auf Qualitätsmerkmale wie Geschmack, Wirkung auf den Körper, Haltbarkeit und Energiestatus ergab bei Bioprodukten prinzipiell eine höhere Qualität.

Immer wieder hört man, dass „Bio" nicht alle ernähren könne. Tatsächlich liefert der ökologische Anbau um bis zu einem Drittel geringere Erträge als der konventionelle Anbau. Wenn man jedoch den unwahrscheinlichen Fall annähme, dass alle Produzenten auf Bioanbau umstellen würden, entspräche der Rückgang in etwa der Menge der Agrarüberschüsse, die in der EU immer noch anfallen und teuer verkauft werden müssen, bzw. vernichtet werden. Bezeichnenderweise hat Sikkim – ein Bundesland des stark übervölkerten Indiens – vollständig auf Bioanbau umgestellt. Dort hat es der Premierminister Chamling geschafft, die gesamte Agrarfläche – also 100 Prozent – auf zertifizierte Bio-Landwirtschaft umzustellen.

Laut Marktforschung ist bekannt, dass europäische Verbraucher schmackhafte, sichere, erschwingliche und nahrhafte Lebensmittel wollen, die die Umwelt nicht schädigen. Dies ist am leichtesten mit Bio-Lebensmitteln zu erreichen. Die biologische Landwirtschaft und Lebensmittelproduktion schont die Umwelt und das Klima. Sie fördert die Produktivität der Böden, ermöglicht Nutztieren ein artgerechtes Leben, steigert die Biodiversität des Saatguts und begünstigt regionale Entwicklungen.

In europäischen Studien fand man heraus, dass Menschen, die Biolebensmittel bevorzugen, sich generell gesünder ernähren – in Übereinstimmung mit den anerkannten Lebensmittel- und Ernährungsempfehlungen. Das heißt, sie essen mehr Obst und Gemüse, mehr Vollkornprodukte und weniger Fleisch. Gleichzeitig verursachen sie so weniger schädliche Umweltauswirkungen. Dies zeigt deutlich die Zusammenhänge zwischen Gesundheit und einem gesünderen Ökosystem.

Es ist daher sehr erfreulich, wenn der Biomarkt in vielen Ländern wächst. Die Süddeutsche Zeitung hat das so formuliert: „Laut dem Weltklimarat IPCC muss die Menschheit nicht nur die Verbrennung fossiler Brennstoffe drastisch zurückfahren, sondern auch die Nutzung der Landflächen schnell und grundsätzlich verändern, um dramatische und potenziell irreversible Schäden durch Klimawandel und Übernutzung sowie massive Nahrungsmittelknappheit zu vermeiden." In diesem Kapitel haben wir gezeigt, dass frische, regionale Bio-Ware in jeder Hinsicht besser ist, denn sie bedeutet mehr Gesundheit durch ein gesünderes Ökosystem.

Ugly Food und Restewirtschaft – Krummes Obst und Gemüse

Ich erinnere mich noch genau an meine Vorlesung an der LMU München, als uns Prof. Dr. Wolfgang Engelhardt, damaliger Präsident des Deutschen Naturschutzringes und Initiator der 1989 gegründeten Tropenwaldstiftung OroVerde von der gigantischen Lebensmittelvernichtung der EU mit Pestiziden berichtete. Unvorstellbare Lebensmittelmengen wurden vergiftet, damit sie niemand nutzen konnte und die Preise stabil blieben. Gleichzeitig sammelten „Brot für die Welt" und andere Hilfsorganisationen für die Hungernden in Afrika.

Ähnlich intelligenzlos ist die Vernichtung von Gemüse und Obst, weil es nicht in entsprechende Paletten oder Ähnliches passen, da es krumm gewachsen ist. Derartiges Gemüse und Obst landet im Müll. Dabei gibt es durchaus Menschen, die bereit sind, diese Feldfrüchte mit Schönheitsfehlern zu verarbeiten. Und es hat sich jemand gefunden, der sich auf diese Zielgruppe spezialisiert hat, nur Bio-Ware liefert und auch Privatkunden erreichen will: das Berliner Start-up-Unternehmen „Querfeld" (*www.querfeld.bio/*). Es versucht, Abnehmer für Tomaten mit Nasen oder krumme Gurken zu finden.

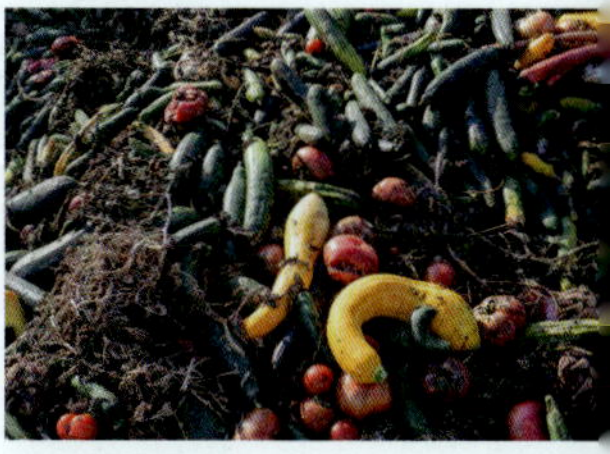

Lebensmittelverschwendung

Erste Erfolge zeichnen sich ab, Geschäftsführer Frederic Goldkorn rettete 2019 bereits 257 Tonnen Obst und Gemüse vor dem Müll. Das Bewusstsein dafür, dass „krummes" Gemüse und Obst ebenso wertvoll ist, wie glatt genormtes, ist auch hilfreich, wenn beispielsweise Stürme Ernten nahezu unbrauchbar machen – wie es aufgrund des Klimawandels immer häufiger vorkommt und vorkommen wird. Das betraf in einem Fall die Granatapfelernte eines griechischen Bauern, dem „Querfeld" dann einige Paletten abnahm. Krummes Obst und Gemüse erhalten Sie beispielsweise unter https://etepetete-bio.de/index.php oder www.ruebenretter.de.

Ugly Fruits

Es scheint, als hätten die entsprechenden Fachleute bzw. Politiker der EU und anderswo besondere Freude daran, für natürlich gewachsenes Obst und Gemüse Normen einzuführen, die nur zusätzlich die Abfallmengen in die Höhe treiben. Obst und Gemüse soll entsprechend der Sorte gleich viel wiegen, dieselbe Größe haben und generell perfekt sein – ansonsten wird es weggeworfen. Ein kleiner Schalenfehler, und schon landet der Apfel im Abfall.

Glücklicherweise wird dieses unnütze Vorgehen den Menschen mittlerweile immer bewusster. Dem Schweizer Michaël Dusong wurde das Wegwerfen zu bunt. Er gründete das Unternehmen „Ugly Fruits" (*https://uglyfruits.ch/de/uglyfruits*; auf Deutsch „hässliche Früchte"). Dabei sind diese Lebensmittel gar nicht hässlich. Sie weisen auch keine Faulstellen auf oder sind schimmlig. Sie entsprechen nur nicht der selbst gesetzten Supermarktnorm.

Dusongs Mitarbeiter holen die „Ugly Fruits" bei den Bauern ab. Er betreibt einen Bio-Versandhandel, in dessen Rahmen Bio-Obst und -Gemüse verkauft wird, das eben zu groß oder zu klein ist, oder in sonst irgendeiner Form nicht der Norm entspricht. Es ist auch ein wenig preisgünstiger als „Normfood" und wird in der Schweiz kostenfrei verschickt. Michaël Dusong hat ausgerechnet, dass damit in der Schweiz jährlich 400 Millionen kg Lebensmittel weniger vernichtet, 350.000 Tonnen Kohlendioxid

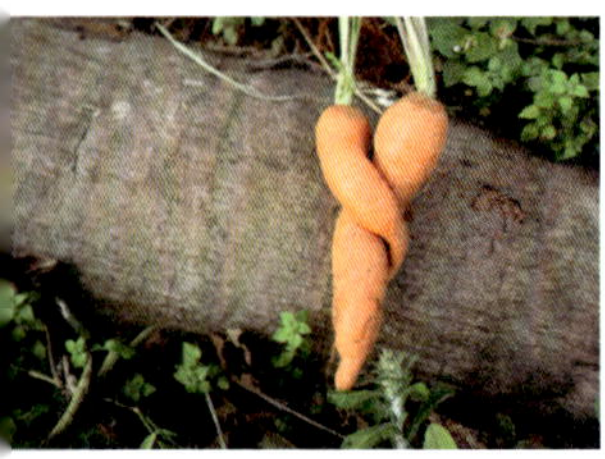

„Ugly Möhre"

und 750 Millionen Liter Wasser eingespart werden (*www.nachhaltigleben.ch/food/zweitklass-gemuese-und-obst-direkt-nach-hause-geliefert-bekommen-4573*).

Die Tatsachen

Weltweit werden jedes Jahr etwa 33 Prozent der produzierten Lebensmittel vernichtet. Allein in Deutschland sind dies 12 Millionen Tonnen. Die Abfalltonnen der Supermärkte sind voll davon. Man schätzt, dass jede Sekunde etwa 380 kg an Nahrungsmitteln im Müll landen. Davon sind erhebliche Mengen essbar. Wie viele das sind, weiß man nicht wirklich. Nun will die Bundesregierung entsprechend der Nachhaltigkeitsziele der Vereinten Nationen diese Abfälle bis zum Jahr 2030 halbieren – sowohl im Handel als auch bei den Verbrauchern. Dabei helfen soll im Rahmen der „Nationalen Strategie zur Reduzierung der Lebensmittelverschwendung" und dem sogenannten „Dialogforum Groß- und Einzelhandel" die Erfassung der wertvollen Abfälle. Es ist zu hoffen, dass dies durchdacht ausgeführt wird und gelingt.

Das Johann Heinrich von Thünen-Institut – Bundesforschungsinstitut für Ländliche Räume, Wald und Fischerei – gab bekannt, dass Händler im Jahr 2019 etwa 420.000 Tonnen Lebensmittel im Wert von 2,5 Milliarden Euro abschreiben mussten. Ohne Lebensmittelspenden waren dies 290.000 Tonnen Lebensmittel im Wert von 1,7 Milliarden Euro für den Müll. Selbstredend sind das vor allem Obst- und Gemüseabfälle, die unter Energie- und Rohstoffverbrauch sowie Kohlendioxidentstehung produziert wurden. Man weiß auch, dass es umso schlechter für das Klima ist, je später sie in der Wertschöpfungskette entsorgt werden. Die Verbraucher werfen zwar den größten Anteil an Nahrungsmitteln weg (50–60 %), jedoch entscheidet der LEH (Lebensmitteleinzelhandel), die Discounter und auch der Naturkostfachhandel, welche Ware in welchem Zustand und in welchen Mengen in den Verkauf kommt.

Es wird an Verbesserungen gearbeitet

Zum Glück passiert mittlerweile etwas. Es werden immer effizientere Methoden entwickelt, um die weggeworfene Menge zu reduzieren.

Künstliche Intelligenz (KI) spielt dabei eine immer größere Rolle. So arbeitet beispielsweise die Supermarktkette tegut daran, Lieferanten zunehmend in ihre Warenwirtschaftssysteme einzubinden und die Bestellvorschläge mittels KI genauer zu gestalten.

Auch der Naturkostfachhandel will hier nicht außen vor bleiben. Als Beispiel sei der Bio-Filialist Superbiomarkt (SBM) vom Biohof Elfrich genannt. Dieser betreibt seine Landwirtschaft hochtechnologisch. Alles – von der Aussaat bis zur Ernte – wird digital erfasst, kontrolliert und gesteuert. Die Mitarbeiter geben dafür in den Märkten ihre Bestellungen in einen Handscanner ein. Auf diese Weise gelingt es, nur so viel zu produzieren, wie benötigt wird. So verbessert sich auch die Frische der Produkte. Man kann dies auch als „Gemüseanbau on demand" bezeichnen. Selbstverständlich wird dadurch die Auswahl verringert, aber auch die Verluste durch Verderb. Zusätzlich ist eine Zusammenarbeit mit dem Start-up-Unternehmen Antegon geplant. Dieses hat mit „FoodTracks" ein KI-basiertes Vorhersagesystem für den Bedarf an Backwaren entwickelt. Davon wurden im organisierten Handel im Jahr 2019 unvorstellbare 100.000 Tonnen zu viel produziert.

Die BioCompany hat seit Mitte Mai 2021 die FoodTracks engagiert, um dem Backthekenpersonal in den Filialen dabei zu helfen, die Nachfrage besser zu prognostizieren und die Bestellmengen zu optimieren. Das ist nicht ganz einfach, denn man will dem Kunden ermöglichen, Backwaren auch noch kurz vor Warenschluss zu bekommen und gleichzeitig Warenreste auf ein Minimum reduzieren. Dies ist selbstverständlich sehr aufwendig und bringt für kleinere Läden, die ihren Bedarf schon optimiert haben, keine Verbesserung.

Wenn trotzdem etwas liegenbleibt

Ganz ohne dass Lebensmittel liegen bleiben und weggeworfen werden, wird es wohl auch in Zukunft nicht funktionieren – auch mit KI. Hierfür gibt es aber weitere Lösungen:

- Preisreduzierungen, wenn das Produkt zwar noch essbar, aber das MHD überschritten ist.

- Resteverwertung, wenn ein Bistro oder ähnliches angeschlossen ist.
- Die Hofpfisterei München gibt schon seit Jahrzehnten eine halbe Stunde vor Ladenschluss übrig gebliebenes Brot und andere Backwaren zu reduzierten Preisen ab.
- Ausgabe an Mitarbeiter oder Abgabe an Lebensmittel-Tafeln.
- Smartphone-Apps wie beispielsweise „Too Good To Go“ (TGTG), die helfen, Geschäfte zu finden, die übriggebliebene Waren für ein Drittel des üblichen Preises anbieten. Die großen Bio-Ketten und knapp 100 unabhängige Bio-Fachgeschäfte machen bereits mit.

Unverpackt-Läden

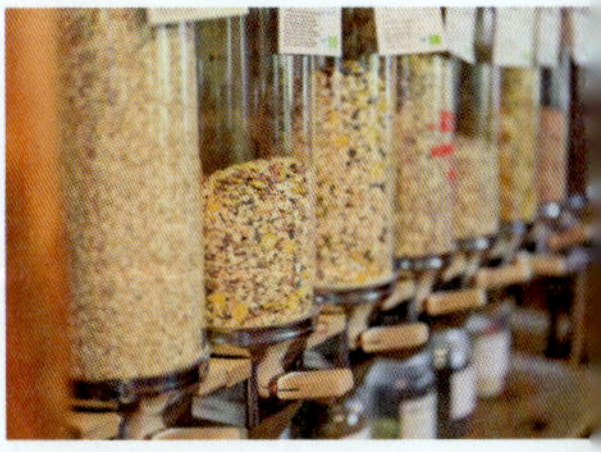
Unverpackt-Laden

Damit Schadstoffe gar nicht erst aus der Verpackung ins Lebensmittel gelangen können, ist es am besten, ganz auf eine Verpackung zu verzichten. Dafür gibt es mancherorts - vor allem in Großstädten - sogenannte „Unverpackt Läden“. Dort kann man Trockenware und Essig oder diverse Öle aus Glasgefäßen ins mitgebrachte Gefäß einfüllen. Das Gefäß wird zu Beginn abgewogen, dann holt man sich die gewünschte Ware ins Glas. In der Regel kommt die Ware aus der Region. Das erste Ziel ist es, umweltschädliche Verpackung einzusparen, weitere Ziele sind die Unterstützung regionaler Produkte, kurze Transportwege und Bio-Qualität.

Bei Kosmetika und Reinigungsmitteln werden Seifen und festes Shampoo angeboten. Das Shampoo kann man auch als Duschgel verwenden. Darin findet sich garantiert kein Mikroplastik. Es gibt auch Zahnpasta in Tablettenform und wiederverwendbare Abschminkpads. Putz-, Wasch- und Spülmittel gibt es auch in großen Kanistern zum Selbstabfüllen.

Das Alter der Kundschaft ist unterschiedlich. Neben jungen Leuten kommen auch Omas, die das Abfüllen in mitgebrachte Gefäße noch von früher kennen. Ich persönlich kann mich auch noch an den sogenannten „Tante-Emma-Laden“ erinnern. Ich fand es als Kind immer spannend, die ganzen Glasgefäße und ihre Inhalte anzusehen.

Als ich vor Jahren in der Ökohauptstadt der USA war (Davis in Kalifornien) gab es dort auch einen Supermarkt, der ein ganzes Regal mit Glasgefäßen aufwies, aus denen man seine Waren selbst abfüllen konnte. Eine weitere Möglichkeit, Verpackungen zu vermeiden, sind Einkaufskooperativen. Man tut sich mit einem Biobauern zusammen und kauft ihm größere Gebinde ab, die die Menschen der Kooperative untereinander aufteilen.

Unverpackt-Läden finden Sie im Internet unter folgenden Adressen:

www.einfachzerowasteleben.de/zero_waste_ladenliste.html

www.smarticular.net/muellfrei-einkaufen-alle-unverpacktlaeden

www.nabu.de/umwelt-und-ressourcen/ressourcenschonung/einzelhandel-und-umwelt/nachhaltigkeit/19107.html

https://utopia.de/ratgeber/unverpackt-laden-verpackungsfreier-supermarkt/

Online-Handel

Nicht erst seit Corona entwickelte sich der Bio-Online-Handel. Schon seit langer Zeit gibt es die Bio-Kiste. Aber die Branche rüstet auf. Wenn Sie die Suchwörter „Bio online“ im Netz eingeben, erhalten Sie zahlreiche Möglichkeiten (zum Beispiel: https://utopia.de/bestenlisten/bio-online-shops/), um Biowaren nach Hause geliefert zu bekommen.

Nachhaltige Lebensmittel

Die wichtigsten Nachhaltigkeitsaspekte sind artgerechte Tierhaltung, natürliche Inhaltsstoffe und regionale Produktion sowie umweltfreundliche Verpackungen. Nachhaltig zu leben bedeutet auch,

Lebensmittel wertzuschätzen, Gebrauchsgegenstände möglichst lange zu nutzen und Rohstoffe im Kreislauf zu halten.

Aus Frankreich und Deutschland liegen Untersuchungen vor, die zeigen, dass Menschen, die regelmäßig einen bedeutsamen Anteil an Bioprodukten konsumieren, einer nachhaltigen Ernährung recht nahekommen. Dazu kommt, dass diese Bio-Konsumenten deutlich gesündere Lebensmittel auswählen. Folgende positive Merkmale konnte bei Bio-Konsumenten (auch in Frankreich) beobachtet werden:

- eine stärker pflanzenbetonte Ernährung,
- eine stärkere Übereinstimmung mit den Ernährungsempfehlungen,
- eine deutlich geringere Häufigkeit von Übergewicht und Fettleibigkeit,
- ein höheres Ausmaß an Bewegung,
- sie waren häufiger Nichtraucher.

Der ökologische Landbau ist im Grunde die praktische Umsetzung des Leitbilds einer nachhaltigen Entwicklung in der Landwirtschaft. Die nachhaltige Ernährung ist die Anwendung dieses Leitbilds auf die Ernährung. Bei aller Nachhaltigkeit – das Angebot an Bioprodukten ist groß und vielfältig – 75.000 Produkte tragen das Bio-Siegel in Deutschland. Somit ist es problemlos möglich, sich vollwertig und gesund ausschließlich mit Biolebensmitteln zu ernähren. Dennoch gibt es auch hier noch Verbesserungsbedarf. So sind viele Bio-Waren aufwendiger verpackt als nötig. Daran wird aber gearbeitet. Ganz allgemein wird das Angebot an Biolebensmitteln immer vielfältiger und wertvoller. Das sieht man auch an den Zahlen: So hat sich der Umsatz von Biolebensmitteln in Deutschland von 1997 bis 2018 mehr als versiebenfacht.

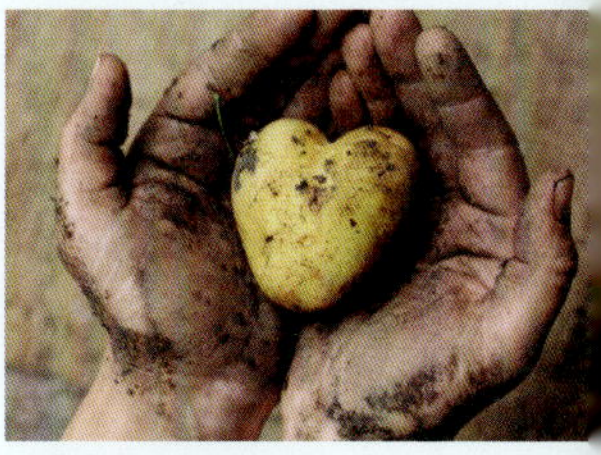

Biokartoffel

Wer hilft uns, nachhaltig leben zu können?

Manchmal wird es schwierig und wir wissen nicht, zu welchen Produkten wir greifen sollen. So sind beispielsweise Lebensmittel, die

Palmöl enthalten tabu, da dessen Anbau die Zerstörung des Regenwaldes vorantreibt. Aber wie kann man immer erkennen, wo es enthalten ist? Labels, Produktkennzeichen, Bewertungen und eigene Faustregeln bieten Orientierung, um möglichst alles richtig zu machen und nicht den ganzen Tag zu benötigen, um die richtigen Produkte zu wählen. Um die Hunderte von Siegeln richtig bewerten zu können, finden Sie auf www.label-online.de eine Bewertung der Verbraucher Initiative e. V.

In Zeitschriften wie derjenigen der Stiftung Warentest oder von Öko-Test finden Sie vergleichende Produkttests. Die Qualität von Produkten wird nach unterschiedlichen Kriterien bewertet. Außerdem gibt es Internetseiten von Umwelt- und Verbraucherorganisationen sowie Internetportale für nachhaltigen Konsum. Auch eine Reihe „grüner Apps“, die Marken und Produkte unter Nachhaltigkeitsgesichtspunkten bewerten, geben Orientierung für einen nachhaltigen Konsum.

Teil V
Die Zukunft unserer Ernährung

In der SWR-Sendung „Planet Wissen: Was essen wir in Zukunft?“ vom 11. Juli 2023 wollten Dennis Wilms und Birgit Klaus von Planet Wissen genauer wissen, wie die Zukunft unserer Ernährung aussieht – und um es vorwegzunehmen: gar nicht so schlecht. Es gibt viele Möglichkeiten, die gerade erforscht werden und die Alternativen eröffnen, damit beispielsweise die Massentierhaltung abgeschafft werden oder der Lebensmittelverschwendung Einhalt geboten werden kann. Im Folgenden wollen wir uns einige dieser neuen Ideen genauer anschauen.

Vertical Farming

Diese sogenannte „vertikale Landwirtschaft“ soll eine tragfähige Landwirtschaft und Massenproduktion pflanzlicher und tierischer Produkte in städtischen Ballungsgebieten ermöglichen, auch in mehrstöckigen Gebäuden (sogenannte Farmscraper). Hierfür müssen Pflanzen gefunden werden, der man schnell ernten kann. Die bisherigen erlauben eine Ernte, die dem 210-fachen der Natur entspricht. 2020 wurde in Dubai mit dem Emirates Crop One die mit 330.000 m2 weltweit bisher größte vertikale Farm eröffnet. Sie erlaubt den Anbau von fünf verschiedenen Salatsorten. Vier bis sechs Wochen dauert es, dann hat man Rucola- und Blattspinat.

Das Problem ist, dass man dafür relativ viel Energie benötigt. Beim Anbau in Dänemark ist das beispielsweise kein Problem, denn dort hat man mittlerweile so viele Windparks, dass Energie ausreichend vorhanden ist. Während einiger Stunden in der Nacht gibt es sogar einen negativen Energiepreis, da zu viel Strom ins Netz kommt. Da Pflanzen keinen Tag-Nacht-Rhythmus wie die Menschen haben, wachsen und produzieren sie, wenn sie Licht bekommen und hierfür kann die überschüssige Energie ideal verwendet werden. Ein weiterer Vorteil des Vertical Farming ist, dass hierfür bei weitem nicht so viel Frischwasser benötigt wird wie für den konventionellen Anbau.

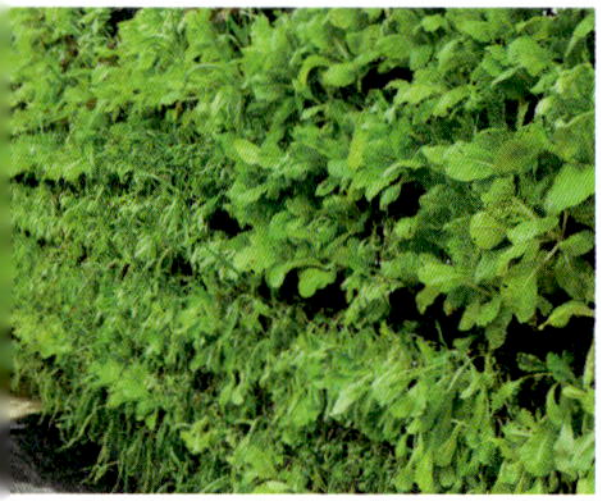

Vertical Farming

Pflanzenzucht in der Küche

Mittlerweile gibt es Küchenmodelle, die es allen ermöglichen sollen, problemlos zu Hause essbare Pflanzen zu ziehen. Das Licht erhalten sie über LEDs, und statt Erde werden Nährstofflösungen verwendet. Vorreiter für dieses Konzept war die 2013 von Max Lössl und Philipp Wagner gegründete Firma Agrilution. Von Vertical Farming inspiriert hatten sie die Idee, frische Salate, Kräuter und Microgreens in der eigenen Küche zu ziehen und zu ernten – ohne Pestizide, ohne lange Transportwege, dafür voller Nährstoffe und Vitamine und so nah und damit so frisch am Ort des Verzehrs wie möglich (Der Betrieb wurde inzwischen leider eingestellt). Hierfür gibt es „Plant Tubes“ – spezielle Gefäße für die Küche, um essbare Pflanzen zu Hause zu ziehen.

Das Problem liegt hierbei jedoch darin, dass spezielle Pflanzen, die wir benötigen, um uns mit der erforderlichen Menge an Eiweiß zu versorgen, nicht in der Wohnung gezüchtet werden können – beispielsweise Kartoffeln, Reis und Soja. Ganz allgemein muss noch nach geeigneten Pflanzen geforscht werden. Davon abgesehen sind wohl auch nur wenige Menschen bereit, sich in ihrem stressigen

Alltag zusätzlich noch die Zeit zu nehmen, zum „Minilandwirt" zu werden. Ein großer Vorteil dieses Konzepts ist jedoch, dass man keine Pestizide benötigt und nur 5 Prozent der Frischwassermenge von üblicher Landwirtschaft. Für trockene Gegenden ist das also grundsätzlich ideal.

Trockenresistente Pflanzen

Wir haben in Zukunft immer mehr trockene Gebiete zu erwarten. Also sucht man am besten Pflanzen, die zumindest zeitweise diese Bedingung aushalten. Am besten beginnt man mit der Suche dort, wo schon immer derartige Wetterverhältnisse herrschten. In den Anden in Südamerika gibt es eine passende Pflanze, die auch bei uns wächst: Quinoa. Auch Gerste soll trockenresistent sein.

Grundsätzlich wird daran geforscht, mehr Diversität und Anpassungsfähigkeit an bestimmte klimatische Bedingungen und Veränderungen unter den Nahrungspflanzen zu erreichen. Hierfür wird auch Gentechnik eingesetzt. Wie wir bereits gesehen haben, hat diese aber sowohl Vor- als auch Nachteile und ist noch nicht ausreichend erforscht.

Nahrung aus dem Meer

Das europäische Forschungsprojekt „AquaCombine" beschäftigt sich mit Wegen, Fischzucht mit Pflanzenanbau zu kombinieren, indem man das Abwasser der Fischzucht nutzt, um damit Pflanzen zu ziehen. So entsteht die Möglichkeit, eine Kreislaufwirtschaft zu betreiben. Hierfür eignet sich beispielsweise die Pflanze Salicornia (Queller oder Meeresspargel) sehr gut, da sie salzhaltiges Wasser verträgt. Mit ihrer Hilfe kann man entzündungshemmende Salben herstellen.

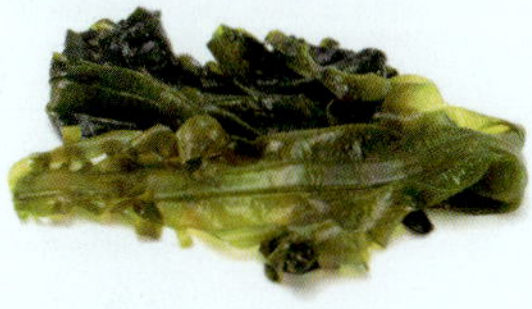

Laminaria

Auch essbare Algen rücken immer mehr in den Fokus der Forschung. Laminaria beispielsweise sind eine zuckerreiche Braunalgengattung, von der 100 kg pro Tag geerntet werden können. Rasmus Bjerregaard von der Algenzucht „AlgenProjekt Meeresalgenland“ hält es für möglich, die Algen für Gebäck und viele andere Zutaten zu nutzen. Dass sie Kohlendioxid binden, ist ein positiver Nebeneffekt.

Die Algengattung Palmaria palmata (Lappenalgen) könnte man als Fleischersatz nutzen. 200 Tonnen Trockenmasse pro Hektar, umgerechnet 3 Tonnen pro Hektar, könnte man damit für die Ernährung des Menschen gewinnen. Zusätzlich können Mikroalgen als Eiweiß- und Vitaminquelle dienen. Hier ist allerdings der marine Geschmack ein Problem.

Insekten

Der absolute Vorteil bei Insekten als Nahrungsquelle ist, dass man für ihre Ernährung bei der Zucht weder große Weideflächen noch riesige Areale zum Anbau von Tierfutter (Soja, Weizen, Mais) benötigt. Gerne würde die Lebensmittelindustrie daher Insekten in unser Essen einbauen, aber bislang muss das deklariert werden und viele wollen keine Insekten essen. Aber möglicherweise ändert sich daran mit der Zeit und durch Gewöhnung noch etwas.

Laborfleisch statt Massentierhaltung

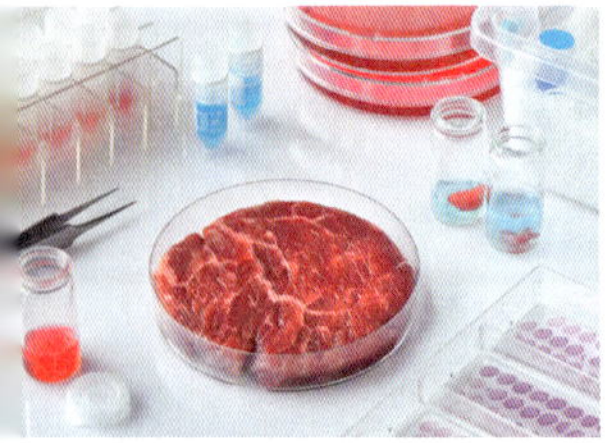

Laborfleisch

Laborfleisch ist schon lange in Entwicklung. Inzwischen züchtet man Muskelzellen gemeinsam mit Fettzellen. Die Vorteile liegen auf der Hand: Es muss kein Tier mehr getötet werden und die tierquälerischen Haltungsbedingungen aushalten und man könnte enorme Flächen einsparen, die momentan noch für die Tierzucht benötigt werden. Der Nachteil ist bislang allerdings, dass Kälberserum als Nährlösung erforderlich ist, sodass eine tragende Kuh getötet werden muss, um an den

Grundstoff zu gelangen. Man rechnet damit, dass es noch zwei bis fünf Jahre dauert, bis ein ausgereiftes Produkt aus Laborfleisch auf den Markt kommt. Insbesondere die junge Generation ist dafür sehr aufgeschlossen.

Pilze – auch unterirdische

Parasole, Pfifferlinge, Steinpilze – sie alle haben ein weitverzweigtes unterirdisches Organgewebe, die sogenannten Hyphen, also die fadenartigen Vegetationsorgane der Pilze, auch Pilzfäden genannt, die kilometerlang sein können. Die Gesamtheit der Hyphen, das Mycel, bildet einen Fruchtkörper aus. Die Forschung beschäftigt sich bereits mit Möglichkeiten, diesen nutzbar zu machen.

In 10 Jahren wird unsere Ernährung weniger aus Fleisch bestehen und viel mehr aus Pflanzen. Welche dieser Innovationen flächendeckend umgesetzt werden können, wird die Zukunft zeigen.

Schlussbemerkung

Ich kann Ihnen nur ans Herz legen, Bioprodukte zu kaufen. Wie wir gesehen haben, ersparen Sie sich damit Rückstände von Pestiziden und Kunstdünger im Essen und viele Zusatzstoffe. Wenn Ihnen Biowaren zu teuer sind: Auch die Discounter bieten immer wieder preiswerte Bioprodukte an.

Achten Sie darauf, so wenig Zusatzstoffe wie möglich zu sich zu nehmen. Nehmen Sie sich die Zeit, auf der Verpackung genau nachzusehen und meiden Sie entsprechende Produkte. Damit schützen Sie sich vor vielen ungesunden Substanzen.

Wenn es doch einmal Fertigprodukte sein sollen, dann achten Sie auch hier auf die Qualität, also möglichst wenig Zusatzstoffe, Salz, Zucker und ungesundes Fett.

Als Faustregel gilt: Am besten regional, saisonal und bio!

Anhang

Lexikon

Antioxidans (Mehrzahl Antioxidantien): Schutzstoffe, die schädliche Reaktionen vom umgebenden Sauerstoff, seinen Verbindungen und die des Stickstoffs mit Fettbestandteilen (auch Cholesterin) von Lebensmitteln und Körpersubstanzen behindern. Auch die äußerst reaktionsfreudigen „freien Radikale“ (s. Radikale, freie) können sie unschädlich machen. Von Seiten der Wissenschaft wird angenommen, dass Antioxidantien die Risiken von Krebs- und Herzerkrankungen herabsetzen, die beispielsweise in Deutschland und Großbritannien zu den Haupttodesursachen zählen.

Enzym: Eiweißkörper, der als Biokatalysator hochspezifisch einen biochemischen Prozess im Körper beschleunigt und ihn in eine vorteilhafte Richtung lenkt.

Extruder: Ein Extruder arbeitet ähnlich wie ein Fleischwolf: Man füllt Fleisch oder ein anderes Material wie Sojagranulat durch einen Trichter ein. Dann dreht sich eine Schnecke, vermischt und zerkleinert den Inhalt und befördert ihn bis zum Ende des Gerätes, wo er wie durch ein Sieb herausgepresst wird.

GVO: Gentechnisch veränderte Organismen

Joghurtkulturen: Joghurtkulturen sind sogenannte Milchsäurebakterien, die aus Zucker Milchsäure bilden und damit Milch zum Gerinnen bringen. Um Joghurt selbst herzustellen, kann man sie fertig kaufen oder einem Joghurt seiner Wahl (durfte nicht erhitzt werden) je nach Behältergröße zwei Teelöffel entnehmen und sie in die vorbereitete Milch geben. 8–10 Stunden bei 40° C belassen (dafür gibt es für den Haushalt Joghurtbereiter), dann sollte der Joghurt fertig sein. Ist er zu flüssig, noch ein bis zwei Stunden bei 40°C belassen.

pH-Wert: Der pH-Wert gibt Auskunft über den Säuregrad einer flüssigen Mischung oder Lösung. Dabei reicht die Skala von 0 bis14. pH 7 ist neutral und pH 0 sehr sauer. Mehr als pH 7 bedeutet, das die Flüssigkeit basisch, also eine Lauge, ist. In der Lebensmittelindustrie versucht man oft, auf einen sauren pH-Wert zu kommen, da Bakterien dann nicht wachsen können und dadurch das Lebensmittel haltbar bleibt.

Sikkation: Sikkation ist das gezielte Austrocknen einer Kulturpflanze (Getreide, Hülsenfrüchte und Ölsaaten). Damit will man erreichen, dass man sie schneller und leichter ernten kann, ihre Qualität verbessert wird oder Ernteverluste durch Regen oder Frost vermieden werden. Sikkation kann chemisch, mechanisch oder durch elektrischen Strom geschehen, auch Glyphosat nutzt man weltweit häufig dazu. Wie man weiß, dringt es in das Wurzelsystem ein, hinterlässt Rückstände in der Ernte und kann sich im Boden anreichern.

Xanthan: Natürlicher Mehrfachzucker, der von Bakterien der Gattung Xanthomonas aus zuckerhaltigen Substraten gebildet wird. Er quillt in wässriger Lösung auf und wird als Gelier- sowie Verdickungsmittel unter anderem in Milchprodukten, Dressings etc. eingesetzt. Er ist als Lebensmittelzusatzstoff unter der Nummer E 415 auch für Bio-Lebensmittel zugelassen und gilt als unbedenklich.

Hilfreiche Adressen

Deutschland:

- BioBoden Genossenschaft eG
  Dorfstraße 58
  17321 Rothenklempenow
  www.bioboden.de

Genossenschaft, die Bio-Bauern hilft, preiswerte Agrarflächen zu bekommen, um den Boden dem Spekulationskreislauf zu entziehen und kleinbäuerliche Strukturen im Rahmen des Bio-Anbaus zu fördern.

- Biokreis e.V.
  Stelzlhof 1
  94034 Passau
  www.biokreis.de

- Bioland e.V.
  Kaiserstr. 18
  55116 Mainz
  www.bioland.de

- Biopark e.V.
  Rövertannen 13
  18273 Güstrow
  www.biopark.de

- Bund Ökologische Lebensmittelwirtschaft e.V. (BÖLW)
  Marienstraße 19–20
  10117 Berlin
  www.boelw.de

Der Bund Ökologische Lebensmittelwirtschaft e.V. ist ein deutscher Spitzenverband der landwirtschaftlichen Bio-Erzeuger, -Verarbeiter und -Händler. Anbauverbände und Verbände von Händlern und Verarbeitern sind die Mitglieder.

- Demeter e.V.
  Brandschneise 1
  64295 Darmstadt
  www.demeter.de

- Ecoland e.V.
  Haller Straße 20
  74549 Wolpertshausen
  www.ecoland.de

- ECOVIN Bundesverband ökologischer Weinbau e. V.
  Wormser Straße 162
  55276 Oppenheim
  www.ecovin.de

- FiBL Deutschland Forschungsinstitut für biologischen Landbau (FiBL)
  Kasseler Straße 1a
  60486 Frankfurt am Main
  www.fibl.org

- Förderkreis Biozyklisch-Veganer Anbau e.V.
  Karl-Marx-Platz 24
  12043 Berlin
  https://biozyklisch-vegan.org

- Gäa e.V. Vereinigung ökologischer Landbau
  Glacisstr. 20b
  01099 Dresden
  www.gaea.de

- IFOAM Organics International (Internationale Vereinigung der ökologischen Landbaubewegungen)
  Charles-de-Gaulle-Str. 5
  53113 Bonn
  www.ifoam.bio

- Naturland Verband für ökologischen Landbau e.V.
  Kleinhaderner Weg 1
  83166 Gräfelfing
  www.naturland.de

- Verbund Ökohöfe e.V.
  Ritterstraße 12
  39164 Wanzleben
  www.verbund-oekohoefe.de

Österreich:

- Bio Austria
  Theresianumgasse 11
  A-1040 Wien
  www.bio-austria.at

Dachverband der Bio-Verbände Österreichs Die Mitglieder sind die Bio-Bauern Österreichs.

- Forschungsinstitut für biologischen Landbau FiBL
  Doblhoffgasse 7/10
  A-1010 Wien
  www.fibl.org

Schweiz:

- Bio Suisse:
  Peter-Merian-Straße 34
  CH-4052 Basel
  www.bio-suisse.ch

Dachverband der Schweizer Knospe-Betriebe und Eigentümerin der eingetragenen Marke Knospe mit etwa 7.300 Knospe-Bauern und Knospe-Gärtnern, in 32 Mitgliedorganisationen organisiert. Die Knospe ist die Marke der etwa 7.500 Schweizer Landwirtschafts- und Gartenbaubetriebe, die nach den Richtlinien von Bio Suisse produzieren. Dazu kommen über 1.050 lizenzierte Verarbeitungs- und Handelsbetriebe, die Knospe-Lebensmittel herstellen oder damit handeln.

- Forschungsinstitut für biologischen Landbau FiBL
  Ackerstraße 113
  CH-5070 Frick
  www.fibl.org

Quellen

3sat:

- „Junkfood – die dunkle Seite der Lebensmittelindustrie" Sendung 3/23; www.youtube.com/watch?v=Kldz9-GEeLM
- „makro: Welcher Fisch darf auf den Tisch? Genuss mit Beigeschmack"; Sendung 7/23; www.3sat.de/gesellschaft/makro/wirtschaftsdokumentation-welcher-fisch-darf-auf-den-tisch-genuss-mit-beigeschmack-100.html
- „Scobel: Update Landwirtschaft" Sendung 4/23; www.3sat.de/wissen/scobel/scobel-update-landwirtschaft-100.html
- „Die Fertigessen Falle – Wie Tütenprodukte unsere Ernährung verändern" Sendung 5/23, www.3sat.de/wissen/wissenschaftsdoku/230126-sendung-fertigessen-falle-wido-100.html

Arte TV:

- „Agree to disagree: Nahrungsmittelunverträglichkeiten – Zivilisationskrankheit oder Einbildung?" Sendung 7/23; www.arte.tv/de/videos/108338-004-A/agree-to-disagree/
- „Vitamania – Wie viele Vitamine braucht der Mensch?" Sendung 5/23; www.youtube.com/watch?v=GpcUHAlBpnI

BR: „Unkraut, Umweltmagazin Schweine, Hühner & Co.: Wie Nutztiere fühlen" Sendung 7/21; www.br.de/br-fernsehen/programmkalender/ausstrahlung-2553698.html

BÖLW (Bund Ökologische Lebensmittelwirtschaft): Zahlen, Daten, Fakten – Die Bio-Branche; Berlin, 2/15; BÖLW_ZDF_ 2015_web.pdf

Bundesministerium für Soziales, Gesundheit, Pflege und Konsumentenschutz: Nanotechnologie in Lebensmitteln. Wien, Nanoinformation.at; eingesehen 5/23; www.nanoinformation.at/bereiche/anwendungen/lebensmittel/

Bundesministerium für Umwelt, Naturschutz, nukleare Sicherheit und Verbraucherschutz (BMUV), Berlin,12/08; klimawandel_bedingte_Aufnahme_von toxischem_methylquecksilber_ueber_den_Fischkonsum.pdf

Bundesverband der Lebensmittelkontrolleure Deutschlands e.V. (BVLK): „Bio-Lebensmittel: Welche Zusatzstoffe sind erlaubt?" Großenhain, eingesehen 7/23; https://bvlk.de/news/bio-lebensmittel-welche-zusatzstoffe-sind-erlaubt.html

crop.zone: „Warum gibt es die Sikkation von Feldfrüchten statt natürlicher Reife?" Aachen, eingesehen 8/23. https://crop.zone/effect/warum-sikkation-von-feldfruechten/

Dohrmann A:

- „Besser iss Bio", Öko-Test Nr. 07 Juli/22
- „Massenhaft – Problem Massentierhaltung", Öko-Test Nr. 07 Juli/22

Ernährungs Umschau: „Lebensmittelkennzeichnung: 4-Stufen-System für Lebensmittel nach dem Verarbeitungsgrad“ Wiesbaden 2/20; www.ernaehrungs-umschau.de/news/12-02-2020-4-stufen-system-fuer-lebensmittel-nach-dem-verarbeitungsgrad/

Flemmer Dr. Andrea:
- „Bio-Lebensmittel – Warum sie wirklich gesünder sind“, humboldt, Hannover 2008
- „Bio-Lebensmittel – Nachhaltig einkaufen, gesund leben“, humboldt, Hannover 2021
- „Autoimmunerkrankungen – Das kann ich selbst tun“, humboldt, Hannover 2023
- Vorlesung an der Fachhochschule München: „Einführung in Natur- und Umweltschutz“ Teil II, Mai bis Juli 1999
- „Lebensmittelverpackungen: völlig unbedenklich?“ Natur & Heilen, München, 2/08
- „Nanotechnologie bei Lebensmitteln – Segen oder Fluch?“ Allgäuer Bauernblatt, AVA-Agrar Verlag Allgäu GmbH Kempten, 5/23
- „Immer mehr Zusatzstoffe“ BW Agrar Stuttgart, 12/18
- „Funktioniert „Functional Food?“ Land & Forst Nr. 17, Hannover, 6/23
- „Die faszinierende Welt der Hormone“, Goldegg Verlag, Wien 2022
- „Preiswertes, einheimisches Superfood – nachhaltig und lecker“ fng Magazin, Dr. Harnisch-Verlagsgesellschaft mbH Nürnberg, 5/2023
- „Vitamine und Mineralstoffe“ Kneipp Journal, Bad Wörishofen 2016
- „Wie ernähre ich mich richtig?“ Granatapfel – Das Magazin der Barmherzigen Brüder Österreich, Jahrbuch 2022
- „Ugly Food und Restewirtschaft“ Lebendige Erde Heft 6, Darmstadt, 11/21
- „Die Fallen der Zuckerindustrie“ kinderkrankenschwester 6/23, Heft 5, Max Schmidt-Römhild Verlag, Lübeck

Frühschütz L: „War ich glücklich? Fleisch von glücklichen Tieren“, Öko-Test Nr. 07 Juli/22

Hafner I, „Unverpackt in Ulm“ BW Agrar Stuttgart, Nr. 45, 11/20

Heitkamp S: Interview von Chris Methmann, Leiter von Foodwatch: „Schadstoffe haben in unserem Essen nichts zu suchen“, Öko-Test Nr. 07 Juli/22

HR: „alles wissen: gesund und kostengünstig essen“ 4/23; www.ardmediathek.de/video/alles-wissen/alles-wissen-vom-27-04-2023/hr-fernsehen/Y3JpZDovL2hyLW9ubGluZS8yMDA5ODM

Heseker Prof. Dr. H, Universität Paderborn, Präsident der Deutschen Gesellschaft für Ernährung e.V.: „Die Bedeutung der BfR-MEAL-Studie für die Ernährungswissenschaften“ 01/16; die-bedeutung-der-bfR-meal-studie-fuer- die- Ernaehrungswissenschaften.pdf

Kruse R et al., „Klimawandel bedingte Aufnahme von toxischem Methylquecksilber über den Fischkonsum" Umweltforschungsplan des Bundesministeriums für Umwelt, Naturschutz und Reaktorsicherheit, BfR 12/08; klimawandel_bedingte_Aufnahme_von toxischem_methylquecksilber_ueber_den_Fischkonsum.pdf

MDR:

- „Krank vor Hitze – Wie das Klima unsere Gesundheit verändert" Sendung 8/21; www.mdr.de/tv/programm/sendung905524.html
- „Hauptsache gesund" Sendung 5/23; www.mdr.de/tv/programm/sendung-845072.html

NABU (Naturschutzbund Deutschland) e.V.: „Nützlinge im Garten" Berlin, eingesehen 5/23; www.nabu.de/umwelt-und-ressourcen/oekologisch-leben/balkon-und-garten/pflege/pflanzenschutz/nuetzlinge/index.html

NDR:

- „Die Ernährungsdocs – Morbus Bechterew, Neurodermitis, Verstopfung" 5/23; www.youtube.com/watch?v=MjkCiLxlW7k
- „Markt deckt auf: Eis am Stiel: Ist teurer auch besser?" Sendung 7/23; www.ndr.de/fernsehen/sendungen/markt/Eis-am-Stiel-Ist-teurer-auch-besser,markt16690.html
- „Markt deckt auf: So dreist werden Kunden hinters Licht geführt" Sendung 6/23; www.ndr.de/fernsehen/sendungen/markt/Markt-die-ganze-Sendung-19062023,markt16650.html
- „Die Tricks mit gesunder Ernährung – Wie die Industrie den Zucker schönrechnet" Sendung 7/23; www.ndr.de/fernsehen/sendungen/die_tricks/Die-Tricks-mit-gesunder-Ernaehrung,sendung1361928.htm

ORF:

- „Gluten, der Feind im Essen" Sendung 4/21; www.youtube.com/watch?v=OO0QrwqkvFI
- „Klima und Ernährung: Wie unser Essen den Planeten zerstört" Sendung 5/23; https://tv.orf.at/program/orf2/wieunseres100.html

Pro7: „Jenke von Wilmsdorff: Das Food-Experiment – Was essen wir wirklich?" Sendung 7/23; www.prosieben.de/serien/jenke/food

RTL: „Gecheckt: Wie gesund ist Tiefkühlkost wirklich?" Sendung 8/23; www.rtl.de/sendungen/gecheckt-wie-gut-ist-tiefkuehlkost-wirklich-10712020.html

Saumweber J: „Referatsleiterin Lebensmittel und Ernährung zur Kundgebung in München gegen Neue Gentechniken" Verbraucherzentrale Bayern e.V., München, 7/23

SWR:

- „Essgeschichten: Gesundes Geflügel" Sendung 7/23; www.ardmediathek.de/video/essgeschichten/frau-henses-huehner/swr-rp/Y3JpZDovL3N3ci5kZS9hZXgvbzExNjY5MDg

- „Ökochecker: Joghurt, Honig, Müsli – lecker und gesund?“ Sendung 7/23; www.swrfernsehen.de/marktcheck/oekochecker/joghurt-honig-muesli-kokosoel-lecker-und-gesund-100.html
- „Planet Wissen: Was essen wir in Zukunft?“ Sendung 7/23; www.planet-wissen.de/sendungen/sendung-was-essen-wir-in-zukunft-102.html
- „Preiswert, nützlich, gut? Fertiggerichte“ Sendung 6/23; www.youtube.com/watch?v=0w90AKIGxKg&list=PL3W__9oJGn3Uy1OkihWmu9op2IQBVWwJX&index=7

Stiftung Ökologie & Landbau (SÖL): „Landwirtschaft & Klimaänderung – Wie die Landwirtschaft klimaverträglicher wird“ 6/97; www.umwelt.de/wissen/landwirtschaft/klima/wiewird.htm

VERBRAUCHER INITIATIVE e.V. (Bundesverband): Die Datenbank für Lebensmittel-Zusatzstoffe, eingesehen 6/23; www.zusatzstoffe-online.de/

Verbraucherzentrale NRW e.V. Düsseldorf:
- „Schadstoffe müssen aus Lebensmittelverpackungen verbannt werden“ 11/22; www.verbraucherzentrale.de/aktuelle-meldungen/lebensmittel/schadstoffe-muessen-aus-lebensmittelverpackungen-verbannt-werden-52294
- „Gefahren für die Gesundheit durch Plastik“ 4/22; www.verbraucherzentrale.de/wissen/umwelt-haushalt/wohnen/gefahren-fuer-die-gesundheit-durch-plastik-7010
- „Aluminium in Lebensmitteln und Verpackungen weit verbreitet“ 7/22; www.verbraucherzentrale.de/wissen/lebensmittel/lebensmittelproduktion/aluminium-7609
- „Antibiotika und resistente Keime: Bei Bio-Produkten deutlich seltener“ 1/23; www.verbraucherzentrale.de/wissen/lebensmittel/lebensmittelproduktion/antibiotika-und-resistente-keime-bei-bioprodukten-deutlich-seltener-53091
- „Pestizid-Rückstände: Welche Lebensmittel sind belastet?“ 1/23; www.verbraucherzentrale.de/wissen/lebensmittel/lebensmittelproduktion/pestizidrueckstaende-welche-lebensmittel-sind-belastet-7825

Verbraucherzentralen in Kooperation mit dem Verbraucherzentrale Bundesverband e.V./Team Lebensmittel: „KLARTEXT NAHRUNGSERGÄNZUNG – Positionen der Verbraucherzentralen zu Nahrungsergänzungsmitteln“ Berlin, eingesehen 10/18; Positionspapier Nahrungsergänzunngsmittel.pdf

VIER PFOTEN – Stiftung für Tierschutz: „Haltungsformen bei Legehennen“, eingesehen 2/24; www.vier-pfoten.de/kampagnen-themen/themen/nutztiere/huehner/haltungsformen-bei-legehennen

Wikipedia: „Wachstumsregulator“, „Vertikale Landwirtschaft“, „Xanthan“

ZDF:

- „plan b: Ein guter Fang – Vom anderen Umgang mit Fisch“ Sendung 10/21; www.zdf.de/gesellschaft/plan-b/plan-b-ein-guter-fang-104.html
- „planet.e: Gegen Gift – Apfelstreit in Südtirol“ Sendung 10/21; www.zdf.de/dokumentation/planet-e/planet-e-gegen-gift-100.html
- „Sebastian Lege deckt auf: Die Tricks der Lebensmittelindustrie“/ „Sebastian Lege packt aus: Lebensmitteltricks: Fiese Frühstücksfallen“ Sendung 5/23; www.zdf.de/dokumentation/zdfinfo-doku/lebens mitteltricks-lege-packt-aus-fiese-fuehstuecks-fallen-100.html
- „Salzige und süße Snacks aus dem Supermarkt“ Sendung 6/23; www.zdf.de/dokumentation/zdfinfo-doku/besseresser-lege-packt-aus-suendige-snacks-100.html
- „Fix und fertige Lebensmittel“ Sendung 6/23; www.zdf.de/dokumentation/zdfinfo-doku/besser-esser-lege-packt-aus-fix-und-fertige-lebensmittel-102.html
- „Die Tricks der Asia-Restaurants“ Sendung 7/23; www.zdf.de/dokumentation/zdfzeit/zdfbesseresser-die-tricks-der-asia-restaurants-100.html
- „Die Tricks der deutschen Restaurants“ eingesehen 6/23; www.zdf.de/dokumentation/zdfzeit/zdfbesseresser-die-tricks-der-deutschen-restaurants-100.html
- „Fragwürdige Fertigprodukte“ Sendung 7/23; www.zdf.de/dokumentation/zdfinfo-doku/lebensmitteltricks-lege-packt-aus-fragwuerdige-fertigprodukte-100.html
- „Leere Gesundheitsversprechen der Lebensmittelindustrie“ Sendung 7/23; www.zdf.de/dokumentation/zdfinfo-doku/lebensmitteltricks-lege-packt-aus-leere--gesundheitsversprechen-100.html
- „Schummelei bei Fertigprodukten“ Sendung 7/23; www.zdf.de/dokumentation/zdfinfo-doku/lebensmitteltricks--lege-packt-aus-schummelei-bei-fertigprodukten-100.html
- „Softe Drinks, harte Wahrheiten – Lebensmitteltricks“ Sendung 7/23; www.zdf.de/dokumentation/zdfinfo-doku/lebensmitteltricks-lege-packt-aus--softe--drinks-harte-wahrheiten-100.html
- „Gesund gemogelte Lebensmittel“ Sendung 7/23; www.zdf.de/dokumentation/zdfinfo-doku/besser-essser-lege-packt-aus-gesund-gemogelte-lebensmittel-100.html
- „Luftnummern im Kühlregal“ Sendung 7/23; www.zdf.de/dokumentation/zdfinfo-doku/lebensmitteltricks-lege-packt-aus--lunftnummern-im-kuehlregal-100.html
- „Merkwürdige Milchprodukte“ Sendung 7/23; www.zdf.de/dokumentation/zdfinfo-doku/besser-esser-lege-packt-aus-merkwuerdige-milchprodukte-100.html

- „Miese Maschen vom Snack-Regal“ Sendung 7/23; www.zdf.de/dokumentation/zdfinfo-doku/lebensmitteltricks-lege-packt-aus-miese-maschen-im-snack-regal-100.html
- „Tiefgekühlte Klassiker“ Sendung 8/23; www.zdf.de/dokumentation/zdfinfo-doku/besseresser-lege-packt-aus-tiefgekuehlte-klassiker-100.html
- „Schummel-Vollkorn, Pflanzendrinks & Co.“ Sendung 5/23; www.zdf.de/dokumentation/zdfzeit/zdfzeit-die-tricks-der-lebensmittelindustrie-116.html
- „Das Glyphosat-Debakel – Klage, Krisen, Kursverluste beim Bayer-Konzern“ Sendung 5/23; www.zdf.de/dokumentation/zdfinfo-doku/das-glyphosat-debakel-klage-krisen-kursverluste-beim-bayer-konzern-100.html
- „Die Food-Challenge – Lege bastelt Junk-Food“ Sendung 7/23; www.zdf.de/dokumentation/zdfinfo-doku/die-food-challenge-lege-bastelt-junk-food-100.html

Abbildungsverzeichnis

S. 15 ©Vesna/Adobe.com; S. 18 ©Anzhela/Adobe.com; S. 21 ©Timeless_art/Adobe.com; S. 24 ©JEROSenneGs/Adobe.com; S. 29 ©luchschenF/Adobe.com; S. 33 ©StockMediaProduction/Adobe.com; S. 35 ©Printemps/Adobe.com; S. 40 ©Wollwerth Imagery/Adobe.com; S. 42 ©Jacob Lund/Adobe.com; S. 45 ©agrarmotive/Adobe.com; S. 49 ©Reimar/Adobe.com; S. 51 ©Dudarev Mikhail/Adobe.com; S. 53 ©nmann77/Adobe.com; S. 55 ©Fotokon/Adobe.com; S. 60 ©Michael/Adobe.com; S. 61 ©kitidach/Adobe.com; S. 69 ©Anzhela/Adobe.com; S. 74 ©Richard Villalon/Adobe.com; S. 76 ©FOOD-pictures/Adobe.com; S. 80 ©Maksud/Adobe.com; S. 83 ©Towfiqu Barbhuiya/Adobe.com; S. 86 ©Daniele Depascale/Adobe.com; S. 90 ©Anahit/Adobe.com; S. 95 ©Gabrieuskal/Adobe.com; S. 97 ©Elena/Adobe.com; S. 100 ©Jan/Adobe.com; S. 103 ©Tony A/Adobe.com; S. 106 ©ChubbySunday/Adobe.com; S. 110 ©Jan/Adobe.com; S. 113 ©Madeleine Steinbach/Adobe.com; S. 114 ©pixs:sell@Adobe.com; S. 118 ©Oulaphone/Adobe.com; S. 119 ©LimeSky/Adobe.com; S. 124 ©Vorda Berge/Adobe.com; S. 125 ©Yackers1/Adobe.com; S. 128 ©Ozgur Coskun/Adobe.com; S. 129 © Towfiqu Barbhuiya/Adobe.com; S. 131 ©matka_Wariatka/Adobe.com; S. 132 ©Mara Zemgaliete/Adobe.com; S. 134 ©OlegDoroshin/Adobe.com; S. 136 ©InfiniteStudio/Adobe.com; S. 139 ©SnowElf/Adobe.com; S. 144 © Виктор Осипенко/Adobe.com; S. 147 ©Sonja Birkelbach/Adobe.com; S. 150 ©Phuong/Adobe.com; S. 155 ©Martina Berg/Adobe.com; S. 158 © Надежда Урюпина/Adobe.com; S. 160 ©Lukas Meierheinrich/Adobe.com; S. 163 ©bevisphoto/Adobe.com; S. 164 ©Sarah Zezulka/Adobe.com; S. 167 ©GrebnerFotografie/Adobe.com; S. 169 ©ChristArt/Adobe.com; S. 172 ©Aisyaqilumar/Adobe.com; S. 173 ©Nikox2/Adobe.com; S. 174 ©tilialucida/Adobe.com

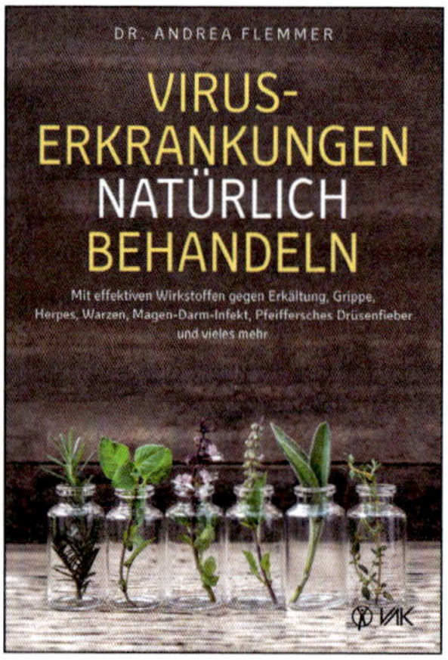

Dr. Andrea Flemmer:

Viruserkrankungen natürlich behandeln

Mit effektiven Wirkstoffen gegen Erkältung, Grippe & Co.

Leseprobe unter: www.vakverlag.de

In diesem übersichtlichen und anwenderfreundlichen Ratgeber erhalten Sie einen umfassenden Überblick über die verschiedenen Virenarten und von ihnen verursachte Krankheiten wie z. B. Grippe, Herpes, Warzen oder Gürtelrose. Mit umfangreichem Heilpflanzen-ABC zur Anwendung der Pflanzen in der Phytotherapie und zum Einsatz in der Behandlung viraler Erkrankungen, zahlreichen Rezepten und Dosierungsanweisungen.

224 Seiten, zahlreiche Abbildungen, vierfarbig, Paperback (15 x 21,5 cm), ISBN 978-3-86731-187-8

Dr. Andrea Flemmer:

Echt süß!

Gesunde Zuckeralternativen im Vergleich

Leseprobe unter: www.vakverlag.de

Alternativen zum Zucker sind heute gefragter denn je: Immer mehr Menschen leiden an Diabetes oder Übergewicht und müssen auf ihren Zuckerstoffwechsel achten. Andere wollen einfach der Gesundheit zuliebe Haushaltszucker vermeiden. Allen gemeinsam ist jedoch: Sie suchen nach natürlichen und gesunden Süßungsmitteln. Dieses Buch gibt einen umfassenden Überblick über gesunde Zuckeralternativen und ihre Wirkungen auf den Stoffwechsel: Es beschreibt Vorteile und Anwendung der natürlichen, eindeutig positiven Zuckerersatzstoffe und gibt Hinweise auf Bezugsquellen.

112 Seiten, 25 Abb., vierfarbig, Paperback (15 x 21,5 cm)
ISBN 978-3-86731-090-1

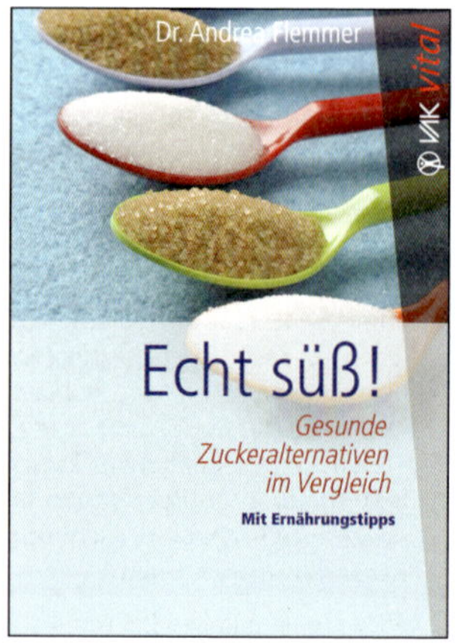

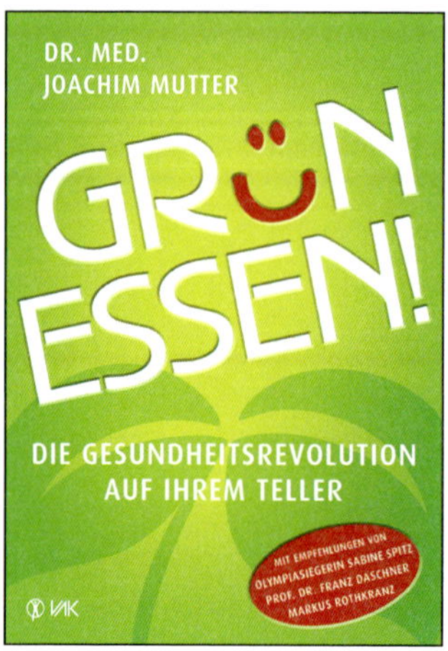

Dr. med. Joachim Mutter:

Grün essen!

Die Gesundheitsrevolution auf Ihrem Teller

Leseprobe unter: www.vakverlag.de

Dr. Joachim Mutter räumt mit gängigen Ernährungsempfehlungen und Diätansätzen auf und erklärt allgemein verständlich, welche gesundheitsschädigenden Vorgänge bei einer konventionellen Ernährungsweise in unserem Körper ablaufen. Er weiß, wie wir uns fit und gesund essen können: mit einer vitalstoffreichen, rohkostbetonten Ernährung. Der Ratgeber liefert neue Impulse für Gesunde und Kranke, für Ärzte und Heilpraktiker, für Ernährungsberater und Sportler, die voller Energie und Vitalität sein wollen und ihre Gesundheit selbst in die Hand nehmen möchten.

200 Seiten, 20 Abbildungen, vierfarbig, Paperback (16,5 x 22,5 cm), ISBN 978-3-86731-214-1